U0288017

群医闪耀

同济医院
迁汉人物志

华中科技大学同济医学院
附属同济医院 组织编写

人民卫生出版社
北京

图书在版编目（CIP）数据

群医闪耀：同济医院迁汉人物志 / 华中科技大学同
济医学院附属同济医院组织编写 . -- 北京：人民卫生出
版社，2024. 9. -- ISBN 978-7-117-36905-3

I . K826.2

中国国家版本馆 CIP 数据核字第 2024BD5540 号

群医闪耀——同济医院迁汉人物志
Qunyi Shanyao——Tongji Yiyuan Qianhan Renwuzhi

组织编写　华中科技大学同济医学院附属同济医院
出版发行　人民卫生出版社（中继线 010-59780011）
地　　址　北京市朝阳区潘家园南里 19 号
邮　　编　100021
印　　刷　北京华联印刷有限公司
经　　销　新华书店
开　　本　710 × 1000　1/16　印张:18　插页:8
字　　数　257 千字
版　　次　2024 年 9 月第 1 版
印　　次　2024 年 10 月第 1 次印刷
标准书号　ISBN 978-7-117-36905-3
定　　价　79.00 元

E – mail　pmph @ pmph.com
购书热线　010-59787592　010-59787584　010-65264830

打击盗版举报电话　010-59787491　　E-mail　WQ @ pmph.com
质量问题联系电话　010-59787234　　E-mail　zhiliang @ pmph.com
数字融合服务电话　4001118166　　　E-mail　zengzhi @ pmph.com

与国家同舟
与人民共济

同济医院迁汉
历 史 沿 革
（部分时间有重叠）

同济医院

上海（1900—1909年）

同济大学医学院附设医院

宜宾（1941—1946年）

上海（1909—1945年）

宝隆医院

上海（1946—1951年）

同济大学医学院附设中美医院

上海

同济大学医学院
附属同济医院

上海（1951—1955年）

武汉医学院
附属第二医院

武汉（1955—1985年）

武汉

华中科技大学同济医学院
附属同济医院

武汉（2000年至今）

同济医科大学
附属同济医院

武汉（1985—2000年）

中南同济医学院
附设第二医院

武汉（1955年）

1925 年，宝隆医院创办《同济医学
月刊》，按中德两国文字对照编印，
介绍德国最新医学，同时向德国介
绍中国传统医学。1931 年又发行
《同济医学季刊》，由宝隆医院连续
对外发行 13 年。

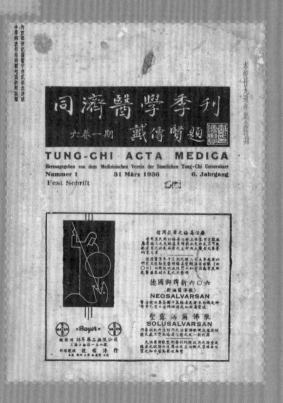

1947 年，中美医院外景

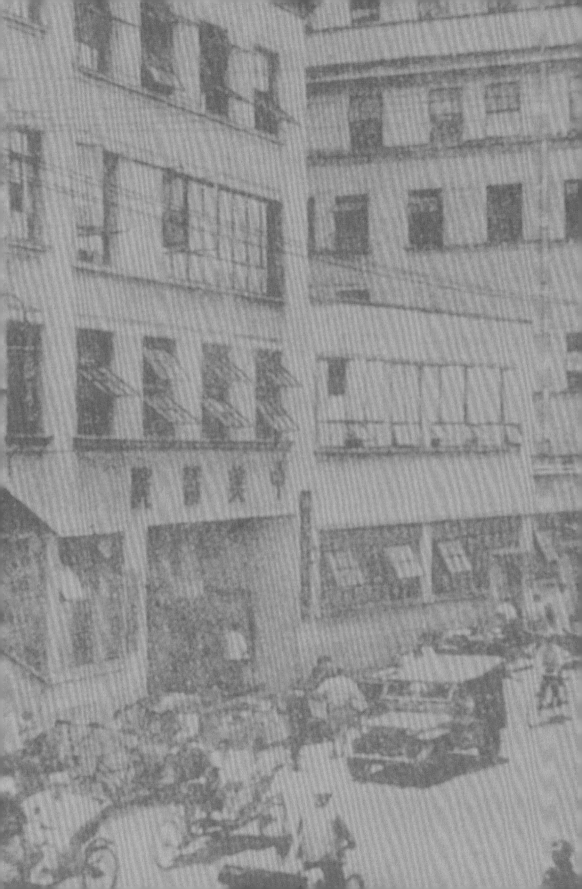

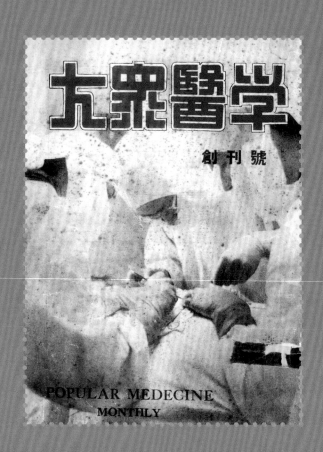

大衆醫學

創刊號

POPULAR MEDECINE

MONTHLY

1948 年《大众医学》创刊号封面　　　　　　1948 年《大众医学》创刊号内页

大衆醫學

第一卷　第一期　　三十七年八月廿五日

編輯委員會

（以姓字筆劃爲序）

光元　戈紹龍

各通　李賦京

寶寶　谷鏡汧

問淇　林竟成

承政　梁之彥

任　陶桓樂

晉源　裘法祖

述祖　謝毓晉

者　大衆醫學社
上海（0）博物院路一三一號

者　民本出版公司
上海（0）博物院路一三一號
話　一七九七一
報掛號　五〇〇六二

兼者　中國科學公司
陸開記派報社
全國各地書店

期刊訂費	國內（半年）	港澳（全年）	國外（全年）
科學大衆	2元4角	港幣10元	美金2元5角
大衆醫學	1元8角	港幣8元	美金2元
大衆農業	1元8角	港幣8元	美金2元

以上連平寄郵費，國內航空寄遞　每種每半年另存郵費1元5角，掛號每種另存5角

叢書價目	定價
蚊子	0.25
蒼蠅	0.25
科學與社會主義	0.15
十年來的中國科學界	0.20
現代科學在中國的發展	在印

本期另售

每冊

金圓券

三角

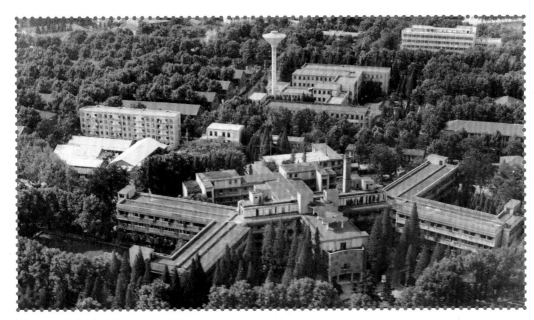

1955 年，建成后的住院部大楼俯瞰图

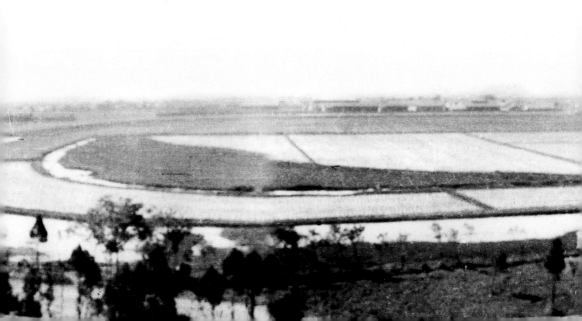

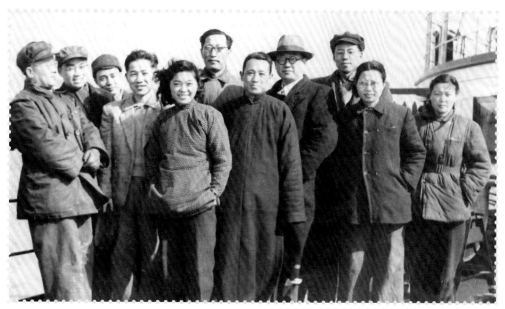

1955年3月,医院职工放弃优越、稳定的工作和生活环境,从上海乘船赴汉途中合影

1955年同济医院迁院时院址为汉口华商跑马场

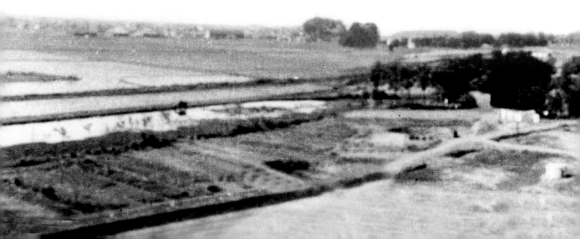

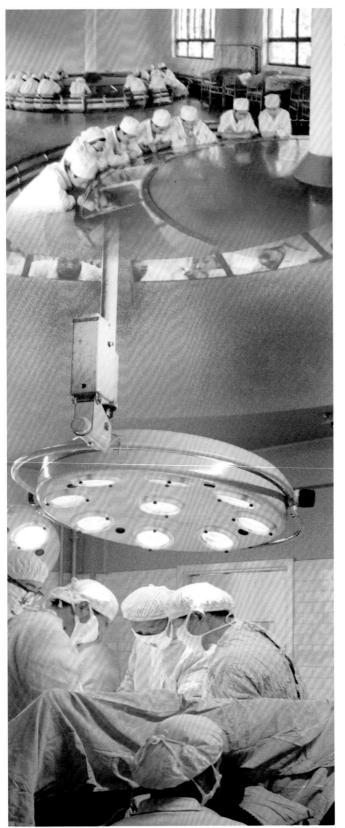

1955 年，医务人员在住院部
大楼手术观摩天台进行观摩

1955 年，同济医院教学
手术室

《群医闪耀——同济医院迁汉人物志》
编委会

顾　问	陈孝平　马　丁　徐永健　吴　菁
	王　伟　刘继红
主　审	唐洲平　胡俊波
副主审	廖家智　吕家高　朱文珍　刘　争
	唐锦辉　祝　伟　祝文涛
主　编	蔡　敏　蔡　雄　常　宇　李韵熙
副主编	田　娟　邓国欢　谢雪娇　王　越

编　委（以姓氏笔画为序）

丁孔佩　马先松　王　越　邓先海　邓国欢　甘汉祥
叶章群　田　娟　冯　玲　吕所知　刘正湘　闫　明
李　燕　李韵熙　肖　飞　吴　杰　吴必雯　吴皑琛
汪　晓　张致媛　陈　华　陈　瑜　柳德金　徐　敏
郭继鸿　常　宇　舒　凯　谢雪娇　靳　焰　雷　霆
鲍　捷　蔡　敏　蔡　雄

序言

翻看历史的相册，那些排险前行的身影、孜孜而为的搏击画面，已然成为烙刻进心灵的印记，凝结为一段永不磨灭的集体记忆；览阅今朝，那些为疗愈心灵、祛除病魔而笃定前行的图景，已然融入健康中国的宏大叙事里，熠熠生辉。

于磨难中奋起，在逆境中前行，英雄的城市风骨依旧，英雄的医者斗志昂扬。

不必讳言，在生命的长河里，有的人会被命运的洪流所裹挟，无力地面对着疾病与痛苦的蚕食。然而，总有那么一群人，以凡人之躯比肩神明。他们以温柔的话语抚平焦躁的情绪，以冷峻的目光探寻准确的病因，以清晰的头脑破解一个又一个医学难题，以温暖的双手托举千家万户的希望，像灯塔一般照亮生命健康的前行之路，他们，就是那些默默奉献的医生们。

医生，这个职业承载着太多的责任与期望。他们用博学的知识和精湛的医术，用坚定的信念和博爱的情怀，在生与死的较量中，守护着每一个脆弱的生命。

今天，我们要为这些伟大的医者喝彩。

从公共卫生体系改革到分级诊疗推进，从优质医疗资源下沉到三甲医院创建，从打造健康守门人到提升基层医疗的应急反应能力等，他们默然探求。动人的故事里，我们感受到的是"医乃仁术"在历史长河的淘洗下，已成为当代医者深厚的精神滋养、职业底色；平实的话语里，我们触摸到的是，从磨难里汲取经验和智慧，在自强的信念中凝聚勇气和力量，战胜一切艰难险阻，不断从胜利走向新的胜利的"湖北医界精神"。

字里行间，一份份"急患者之所急"的深情关切跃然纸上。他们在漫长黑夜中坚守、在遇到史无前例难题时刻苦钻研、在艰苦条件下踔厉奋发，点点滴滴都化成守护患者健康的铮铮誓言。流淌的笔墨里，我们振奋于这群医者不断挑战极限，加快铺设一条以人民为中心的健康之路的勇毅笃行；震撼于拓展医学救治边界，不计得失捧出真心的无私大爱；更感动于精益求精的拳拳匠心和温暖人心的人本情怀。

生命，重于泰山。"把保障人民健康放在优先发展的战略位置，完善人民健康促进政策"，党的二十大对新时代新征程上推进健康中国建设作出新的战略部署、赋予新的任务使命。医者以无私的奉献精神和崇高的职业道德，守护着亿万人民的生命健康。在抗击疫情的战斗中，他们冲锋在前，风雨无阻；在日常的医疗工作中，他们一丝不苟，精益求精。他们的坚守与付出，为"人民至上、生命至上"作出了最完美的诠释，为健康中国的理想擘画了最宏伟的蓝图。

为中国式现代化筑牢健康之基，让人民健康成为幸福生活的鲜明底色。今天，让我们一起为这些伟大医者致敬！

陈竺

二〇二〇年九月十二日

前言

1900 年,神州大地,山河破碎,满目疮痍。上海白克路上,德国医师宝隆创建了一所只有 20 张病床的小诊所,取名"同济"(1900—1909 年,位于上海,华中科技大学同济医学院附属同济医院前身),寓意"同舟共济"。在积贫积弱的旧中国,一粒具有顽强生命力的种子萌芽了。

1937 年七七事变,抗日战争全面爆发,医院被迫西迁,大量救治抗日军民和贫苦百姓。上海解放前夕,全院员工拼死护院,将已经迁回上海的医院完整地交给新生的人民政权。

1950 年,医院服从中央人民政府政务院决定,1955 年从上海整体搬迁至武汉,扎根江城,成为中南地区一支重要的医疗卫生力量。

随着武汉这座城市的发展而成长壮大,华中科技大学同济医学院附属同济医院(2000 年至今,位于武汉,以下简称"同济医院")不断丰富学科建设、提升医疗服务,创造科研"同济现象",名医大家代代纷涌,多次参与并贡献于重大医疗和公共卫生事件,成为我国专科门类最齐全、办院规模最大的三甲医院之一,书写了一个又一个医学传奇,产生全国性乃至世界性的影响力。

124 年历史的同济医院,名医荟萃,群星闪耀,大师云集。由同济医院党委宣传部牵头组织编撰,院史馆和电教中心提供图片支持的《群医闪耀——同济医院

---

* 图中各级界线不作实地划界依据。

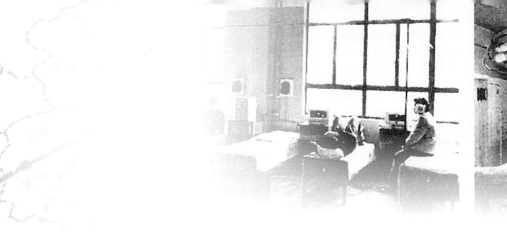
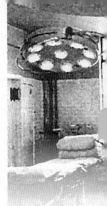

迁汉人物志》一书,记述了同济医院迁汉前后的大师名医们"一心赴救"从医诊疗事略,本书分为敬佑生命、救死扶伤、甘于奉献、大爱无疆四个部分,收入了裘法祖、林竟成、金问淇、过晋源、宋名通、夏穗生、邵丙扬、童尔昌、黄云樵、郝连杰、陈孝平、马丁等 46 位同济名医,以及呼吸内科梯队、妇产科团队行医济世的杰出事迹,他们是千千万万个同济医院医护人员的卓越代表。

"生命之托,重于泰山"。生命,因为懂得,所以珍惜。124 年来,同济五代医师做着同一件事:"与国家同舟,与人民同济。" 面对生命和病痛者,他们给予着最深情的护佑。敬佑生命、救死扶伤,是他们不灭的医学理想;甘于奉献、大爱无疆,是他们内心最真切的温度。

医学的一切,都是为了活生生的人,闻见生死,感知病痛,没有哪个职业像医生一样,对人类所遭受的苦难有着如此深刻的领悟。医学,从根本上是"人学",医者仁心,是对生命的虔敬之心,是对人民的深沉之爱。

从上海,到武汉,为了人民的需要,同济医院充分发挥了一个教学医院的中心、辐射、示范作用,承担着湖北省及中南地区邻近省域的医疗任务。以人民医学家裘法祖院士为代表的同济人坚持"医学归于大众"的方向和全心全意为人民服务的宗旨,心系民众,穷尽一生。

作为同济医生,他们秉持大医精诚的理念和"格物穷理、同舟共济"的院训,和疾病有过最煎熬的抉择,与死亡有过最激烈的搏斗。把着生命的脉搏,承受着心跳的负荷,不忘初心,牢记使命,砥砺前行。

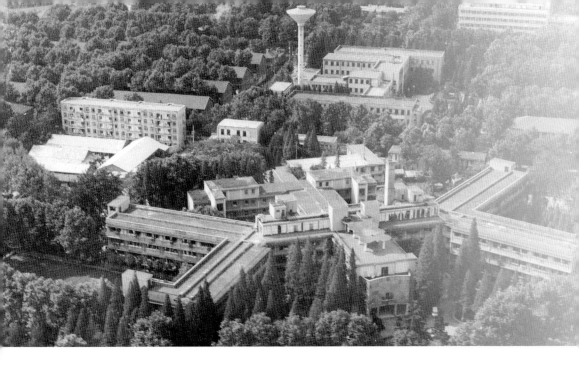

国家一级编剧、著名笑星夏雨田曾是同济医院的一位患者，几次告别演出未能实现，让他成为相声界的奇迹。生病住院期间他有感而发——只要还有一口气，赶快赶快去同济，一时被民间传颂。

在武汉三镇多院区的楼宇群里，"把方便让给患者，把实惠送给患者，把温馨留给患者，把爱心献给患者"这句质朴而又温馨的服务理念已经在同济医院生根发芽。

同济医院曾历经三次创业，充满艰辛和坎坷，124年的历史就是一部气势恢宏的奋斗史、一部荡气回肠的创业史。

成立于国家千疮百孔、同胞贫病交加之时，成长于生灵涂炭、民族危亡之际，1900—1955年是同济医院第一次创业，初创的55年间，同济医院与国家民族同呼吸、共命运，在救亡中求生存、在斗争中求发展，一路从黑暗走向光明，从弱小走向强大，最后扎根武汉、深耕华中。

1955—2015年是第二次创业，再创的60年间，跌宕起伏，波澜壮阔，医院在改革中求突破、在创新中求卓越，综合实力有了质的飞跃，进入国内一流行业。

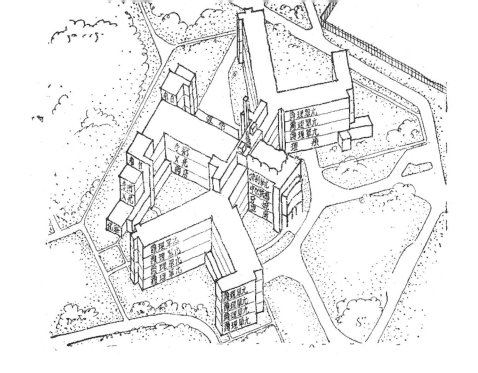

2015—2023 年是第三次创业，医院在更高起点上向国际一流医院迈进，明确提出了创建国际一流医院"三步走"战略。

同济医院三次创业不辍，精益求精，以其始终如一的家国担当，书写"健康所系、仁医精术"之人民情怀，一代代同济人秉承不以功利为目的，不以宠辱为己虑，以为祖国和人民服务的信念，以创国际一流医院的目标书写着厚重的历史，如今，以高质量发展的第四次创业号角已经吹响，推动科研成果创新、就地转化，实现科技自立自强。

岁月不居，时节如流。就在我们写这篇前言的时候：第四次创业蓄势起航、风帆正举，严谨求实的同济人将砥砺奋进推动"全面建成国际一流医院"，为建设中国特色、世界一流大学，为服务健康中国战略，增进人民健康福祉做出新的更大的"同济贡献"！期望同济人步步坚实、宏愿成真，为中华民族伟大复兴，再续写"同济荣光"。

本书编写组
2024 年 4 月 12 日草于汉口

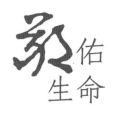

佑生命

救死扶伤

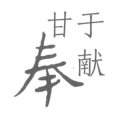

甘于奉献

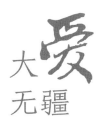

大爱无疆

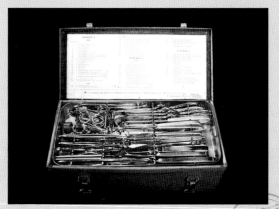

裘法祖院士的手术刀

裘法祖院士1946年回国时带回的德国原产手术器械，每一把器械都被他用心编号并一一对应翻译成中文。

节脉

小脑幕

20世纪50年代初，蒋先惠教授绘制的手术图谱

敬佑生命

袁法祖
过晋源
金问淇
宋名通
梁扩寰
冯克燕
何绣章
程佩萱
申正义
杨传永
呼吸内科

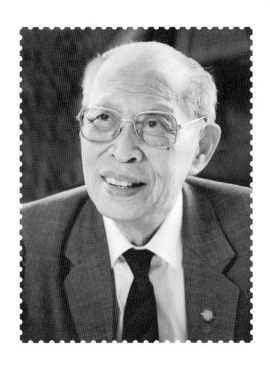

裴法祖：
人民医学家

2008 年 6 月，一代医学泰斗含笑远行，上万名群众自发送别——这是老百姓对人民医学家的最大不舍。

他是"中国外科之父"裴法祖

1946 年 10 月，在一艘从德国开往上海的海轮上，有一位中国医生在甲板上成功为一名肝脏破损、生命垂危的患者实施了肝脏缝补手术，使其转危为安。船还未靠岸，裴法祖的名声已经红遍上海滩。

10 年前，他只身远赴德国；10 年后，获得慕尼黑大学医学博士学位的裴法祖，选择放弃德国的安稳和高薪学成归国。

在近一个世纪的人生岁月里，裘法祖致力于祖国的医疗卫生、教育、科研事业，为中国现代外科学做出杰出的贡献。

裘法祖率先在国内提出把大外科细分为普通外科、骨科、胸心外科等，奠定了现今医学领域的专科概念。

他主持创建了我国最早的器官移植机构——原同济医科大学器官移植研究所，并组建了中华医学会器官移植学分会，为我国器官移植事业的发展做出了杰出贡献。

他还是我国晚期血吸虫病外科治疗的开创者。

从医 60 多年来，裘法祖"稳、准、轻、细、快"的高超技术被公誉为"裘氏手术"，并改进新术式不下数十种，挽救了无数患者的生命。这套"裘氏手术规范"也影响了我国许多外科医生。据说，中国的外科医生在做手术时，只要相互看一眼，就知道对方是不是裘法祖的门下，因为"裘氏手术"讲究精准，会尽量减少对患者的损伤。

裘法祖一生桃李满天下，他向学生强调医生要做到"三会""三知"，即"手术要会做、经验要会写、上课要会讲"，"做人要知足，做事要知不足，做学问要不知足"。主张对青年医师要"大胆放手、具体指导、严格要求"。他提携后辈、甘当人梯，桃李满天下，亲手培养了大批优秀外科人才，不少已成为国内外知名学者。他以培育新秀为人生乐事，2004 年还拿出毕生奖金设立了"裘法祖普通外科医学青年基金"。

他曾表示，"我并不认为名字放在学生之后就没'面子'。相反，名字放在学生前面，我才觉得丢脸，因为那是欺世盗名的事"。

而这并不只是说说而已。

2001 年 8 月，武汉市颁布该年度科学技术进步奖，排一等奖之首的是"体外培育牛黄"，在该项目的完成人员中，裘法祖排在第二，排名第一的是他的学生蔡红娇。

"院士怎么排在学生之后？"获奖项目公告当天，质疑声不断。"当然应该把她的名字放在前面,这项成果是蔡红娇花了十几年心血完成的,我只是对她有些支持,凭什么名气大些就应该排第一?"裘法祖回应得有些激动。

"没有裘老的指导和帮助,我完成不了这个课题。"

蔡红娇说,为解决这一世界难题,裘法祖跑经费、查资料,耐心指导。报成果时,裘法祖坚持不让署自己的名字。蔡红娇等人多次要求后,裘法祖才妥协:那就把我的名字放在后面吧!

他是"人民医学家"

"一位患者愿意在全身麻醉的情况下,让医生在他肚子上划一刀,这对医生是多大的信任啊。这种以生命相托的信任,理应赢得医生亲人般的赤诚。"这是裘法祖常挂在嘴边的话。

他还常常教育自己的学生:"医术不论高低,医德最是重要。医生在技术上有高低之分,但在医德上必须是高尚的。一个好的医生就应该做到急患者之所急,想患者之所想,把患者当作自己的亲人。"

一位医生回忆当年裘法祖带学生的情景说:"裘老查房时,我们这些负责汇报主诉病情的年轻医生最紧张了,如果对患者病情了解不准、回答不出问题,裘老一定会狠狠批评。"他也一直以严格的医德标准要求自己,只要是冬天去病房,裘法祖一定会把听诊器在自己的胸口焐热了再给患者检查。

裘法祖做手术还有一个特殊规矩:术前他一定要亲自清点每一件器械、每一块纱布,术后再一一点对。因此,一直以来裘法祖的手术台都被认为是最安全的。

"对待患者就像大人背小孩过河一样,从河的这一岸背到对岸才安全。"本着这种对患者高度负责的精神,从医 60 余年,裘法祖施行手术无数,未错一刀。

他时常告诫学生，医生要热爱患者，第一要不怕脏不怕累，第二要小心细致。

一次，同济医学院[①]医疗系1953级校友王新房和同学跟裘法祖查房。看到一个患者伤口流脓，裘法祖走上前用手去摸伤口，并对他们说，"要摸，不能怕脏"，摸完还把手放进嘴里。看着学生们一脸惊愕，裘法祖笑问："你看我有什么异样？"看他们答不出，裘法祖说："我用食指摸伤口，放进口里的是中指，你们观察不细致啊！"

裘法祖对自己有个要求，自己做过手术的患者，他一定一天三次去看望。如果是别的医生的患者请教了他，他也会一天三次看，而且还会经常问主治医生患者身体的各项指标，弄得医生们都不敢懈怠。

对于患者写给他的信，他也是每一封都会回。

湖北黄石一女工骑自行车不慎将头部摔伤，此后经常头痛，看了很多医生都没见好。一次偶然机会，她给医院写了封信，被转交给裘法祖。

那年农历大年三十，裘法祖给这名女工回了信。信上，裘法祖拟定了治疗方案，连药的服法都交代得清清楚楚。女工按照裘老的方法服药，一年多后痊愈了。

2004年，湖北省人民政府授予裘法祖"人民医学家"称号，而这个称号更是千千万万位患者的肺腑心声。

---

① 今华中科技大学同济医学院，其前身为1907年创建的上海德文医学堂；1924年更名为同济医工大学；1927年发展成为同济大学医学院；1951年因全国高校院系调整从上海迁至武汉，与武汉大学医学院合并组建中南同济医学院；1955年8月，更名为武汉医学院；1985年更名为同济医科大学；2000年5月26日，更名为华中科技大学同济医学院。为便于阅读，书中部分简称为"同济医学院"。

他荣获"医德风范终身奖"

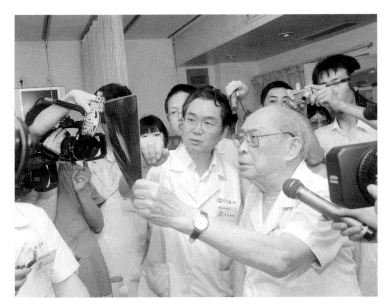

裘法祖会诊汶川地震
转运伤员

就在裘法祖去世的半个月前,他还在为汶川地震伤员会诊。2008年5月24日,当第一批汶川地震伤员抵达武汉后,94岁高龄的裘法祖仍然坚持来到病床前为伤员进行临床诊断。在会诊时,裘法祖还一再叮嘱医生抢救一名下肢受伤的16岁伤员:"要想尽一切办法保住肢体,尽可能为他以后能行走做好准备。"

几天后的6月14日清晨,裘法祖安静地离开了人世。来自震区的39岁伤员何成弟(化名)还不知道,当时为他看病的就是裘法祖,他只记得一位和蔼的老医生拉着他的手,轻轻叮嘱他:"好好休息,不用担心,一定能治好。"

裘法祖一生为无数人救死扶伤,但他总说,给他印象最深的还是农民患者。

华中科技大学原校长李培根院士回忆说,20世纪70年代,他下乡到湖北省嘉鱼县,一位老乡找到他,想问问能否找"裘先生"看病。当时,裘法祖已经是学术权威了，李培根院士抱着试试看的想法提了一次，没想到裘法祖马上着急地说："你叫他立即来找我。"后来，这名农民得到了裘法祖非常细心的检查。

"我至今都清楚地记得他们找我时的痛苦表情，当时就感到无形中有一股力量和责任，要求我一定要挽救他们的生命。"正是裘法祖心存的这种大爱，让他对患者始终充满热爱，对生命充满尊敬与关切。他以妙手仁心，获得了他最看重的"医德风范终身奖"。

但裘法祖在多次采访中申明："不要把我抬得太高，不要称什么泰斗，我只不过是一个普通的外科医生。"

他始终说，当好一名医生不容易，特别是外科医生，风险很大，责任很重，可以说是如履薄冰。

一个好医生是怎么来的呢？裘法祖说，不是靠宣传出来的，是一个一个患者看出来的，只要患者需要，医生就要履行自己的职责。有位姓王的小姑娘，为感谢裘教授救命之恩，把名字都改为裘党生。"只要你确确实实为患者解决了痛苦，患者会记你一辈子。"

他用一生时间成就少年理想

裘法祖从小立志要做一名医生，初衷是为了解除千万个母亲的病痛。

出生在西子湖畔，从小学习勤奋的他，18 岁那年如愿考入同济医学院预科班学习德语。

一年后他的母亲突然出现腹部剧痛，医生、郎中都束手无策，不久后母亲就离开了人世。裘法祖查阅西医书籍后才发现，母亲竟死于仅十几分钟手术就能解决的阑尾炎。

1936 年，在两个姐姐的资助下，裘法祖只身远赴德国留学。毕业后的裘法祖成功应聘到慕尼黑最大的市立医院，成为一名"志愿医生"，开启了他的医生职业生涯。

在外科工作一年后,他才被允许做第一台阑尾切除术。第三台阑尾切除手术的患者是一位中年妇女,术后第五天这位患者忽然死去。尽管尸体解剖没有发现手术方面的问题,但导师严肃地对他说:"裘,她是一位四个孩子的妈妈。"

裘法祖在他的《旅德追忆》一文中写道,导师的这句话让他记忆深刻,影响了他日后60多年外科生涯的作风和态度。

来到德国的第7年,他被提升为外科主任,由一名中国人担任外科主任,这在当时的德国史无前例。

虽然在德国工作稳定,但当祖国需要时,裘法祖毅然选择回到了祖国的怀抱。他常说:"我有三位母亲,一位是生养我的母亲,一位是教育我的同济,一位是我热爱的祖国。"

1946年底,裘法祖婉拒了导师和友人的挽留,决定辞去市立医院外科主任的职务,卖掉汽车和房子,带着妻女执意回到了满目疮痍的祖国,受聘于同济医学院。

裘法祖的妻子——裘罗懿是一名德国女性,为了丈夫的事业,她选择离开自己的故乡和亲人来到中国。在裘法祖60多年的医学生涯中,妻子裘罗懿给予了他最大的支持和安慰。

1951年,裘法祖以外科医生的身份参加了抗美援朝。1954—1958年,当时医学院还未完成搬迁,他同时担任上海、武汉两地医学院的外科教授,每个星期都要往返两地给学生上课。那段日子,裘罗懿经常是一个人,她很少能见到丈夫,在家要照看三个小孩儿。她不仅给孩子们一个幸福的家庭,同时还陪伴丈夫走过事业的每一步。1958年,经周恩来总理批准,裘罗懿成为第一个加入中国籍的德国人。

多少年来,每当丈夫外出,裘夫人都会在窗口看着丈夫远去,裘法祖曾说他们的婚姻是全世界最美满的婚姻。

几十年时间里,夫妻两人一直住在一个50平方米的房子里。

"这 50 平方米的房子够住吗？"裘法祖不止一次被人关心。

"够住！做人我只求四点：一身正气、两袖清风、三餐温饱、四大皆空"，裘法祖这样回应。

（作者：童萱）

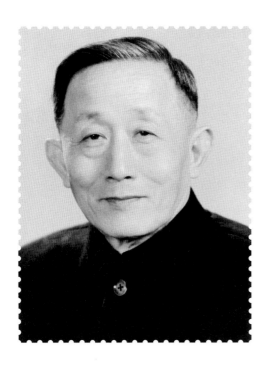

过晋源：
赤子之心唯思报国

翻开过老的传记，一篇篇后辈同仁的纪念文章讲述着这位医学大家对患者、对学生、对医学无尽的爱。1946 年，过晋源放弃了在奥地利的优越生活，义无反顾地回到日夜思恋的祖国，执着的追求、人间的挚爱，让他历经沧桑不改赤子之心……

童龀岁月

无锡北门外有座美丽的小镇——八士桥镇。一条北至江阴、南通太湖的锡北（澄）运河，贯穿其中。镇南偏西有座小山，山不高，却有个美丽而文雅的名字——芙蓉山。1914 年 9 月

27 日,过晋源就出生在这处山峦叠翠、钟灵毓秀之地。

早年,过氏是八士桥的名门望族,世代书香门第。光绪三十一年(1905年),在国家有识之士的倡导下,过晋源的祖辈以宗祠为校舍和教室,创办"蓉北两等学堂"。由族人秀才和从日本留学归来的青年担任教师,开设国文、数学和体育等课程。辛亥革命以后,学堂更名为"天下市市立第一小学",当地爱学之风蔚然兴起。

过晋源的小学就在这里就读,从《论语》《孟子》《大学》《中庸》读起,其后也读《诗经》《尚书》《礼记》《周易》《春秋》等儒家经典,开始了他中国传统教育的启蒙。多年后,过晋源回忆起这段童龀岁月,最兴味盎然的仍然是这些传统文化:我们中国人,一定要学好中文,中文是学习一切科目的基础。

留学德国

16 岁的过晋源就读于苏州中学,学校数理化教材全部是英文的。过晋源对英文很感兴趣,语言天赋成为他的学习优势。在他舞象之年,年仅 48 岁的父亲患病去世,痛苦中过晋源萌生了当医生的想法。

现代医学的发源地在西方,20 世纪 30 年代,德国医学处于世界领先地位。1932 年高中毕业后,过晋源以优异成绩考取同济医学院德文预科班。

这是一所德国人办的学校,除了设有德语课,数理化也用的是德文原文课本。少年过晋源十分珍惜这个学习机会,1934 年在德文预科班毕业时,他不仅理科成绩优异,而且德语也相当熟练了。

此时,年少的过晋源视野随着文化知识的增长日益扩大。一方面,他懂得了欧美之所以强盛,是由于不仅国家在科学技术上领先,国民还拥有健壮的体魄,同时又受过良好的教育;另一方面,他也接受了"天下兴亡,匹夫有责"的中国传统文化熏陶与激励,热血满腔渴望出国留学,学好本领以报国。

1937 年春,过晋源在同济医学院学完了医学前期课程,以优异成绩通过了考试,被选送到德国慕尼黑大学攻读博士学位。这笔费用自然不少,他实在不忍心向哥哥们伸手。于是他勤工俭学,尽量省吃俭用,和留德的同学——裘法祖比赛看谁最能节省,极艰难地度过了两年半留学生涯。

教室、图书馆和医院成了他的三点一线,课余泡在图书馆和实验室,周末和寒暑假的时间他都在病房度过,他风趣地形容自己是"住院医生——住在医院里的医生"。

扎实的理论基础和临床实践,让过晋源顺利地通过了德国医学国家考试及学位考试,并提前一年取得博士学位。他的博士论文——《碳水化合物对维生素 C 需要量的影响》被导师——"世界维生素之父"斯戴普教授力荐到世界知名的瑞士《国际维生素》杂志上发表。"维生素 B_1 及维生素 C 的相互促进作用"理论在当时被认为是一种开创性的发现。

同行们联名促使德国内政部打破"外国人在德国不得拥有处方权"的惯例,批准授予过晋源内科处方权。

1939—1945 年,过晋源先后在德国慕尼黑大学医学院、奥地利维也纳市立中心医院以及瑞士自由堡医院任住院医生、主治医师,后来又经德国内政部特批获得德国"内科专科医师"资格证书,还晋升为代理内科主任医师——这在当时的德国是极为罕见的,尤其是在德国教学医院。

在奥地利工作期间,过晋源升任代理内科主治医师,工资待遇不错,生活方面住有所居,有车代步。

但第二次世界大战爆发后,过晋源深感如果祖国不强盛,个人的医术再高明,也将是无根之木,走到哪里都像一叶浮萍,被人瞧不起。

1946 年夏,过晋源毅然乘船绕道法国马赛和越南西贡回到了上海。回国后过晋源没有去开办私人诊所,而是选择了回到同济大学医学院附设中美医院(1946—1951 年,位于上海,华中科技大学同济医学院附属同济医院前身,以下简称"中美医院")工作,因为在他看来,广大百姓还生活在饥寒交迫之中,实在不忍心自己开业去挣他们的钱,经营自己的"安乐窝"。

衡文论医

"从穷乡僻壤到小城大邑,我们民间的治病,仍然有许多迷信神佛、迷信香灰、迷信仙方的。传染病的蔓延,归于瘟神的肆虐;不治而死亡,说是天命所使然。我们的同胞,岂不是太无知,太无辜,亦复太可怜!"回国后的过晋源对此深感痛心。留学德国的学子们也坐不住了,他们怀着科学救国、医学强国的理想,本着"医学归于大众、科普强身健体"的思路,开始筹办中国第一本医学科普刊物——1948 年 8 月 25 日,《大众医学》正式创刊。

发刊词中他们这样写道:"现代医学的可贵,是由于它对人类的贡献,无数的科学家和医师们穷思竭虑,积月经年,创造了今日医学的辉煌。中国是世界的一环,可是,中国在这个世界中,却是一个悲惨的不幸者。凡是现世界的邪恶,例如不停歇的战争,不放松的侵略,不合理的制度,不安定的环境,天灾人祸,中国人民都轮到了,然而现世界的福泽,科学的昌明,医药的进步,中国的人民却没有份儿"。

刊物按月出版,每逢单月出普通号,双月出专号,曾经刊出的专号有儿童卫生专号、妇女卫生专号、肠胃病专号、营养专号、肿瘤专号、结核病专号、皮肤性病专号、环境卫生专号、婚姻卫生专号、地方病专号等,许多在当时都是世界医学前沿的观念。

过晋源带领编委们每两三个月召开一次编辑会,大家认真讨论刊出文章内容,制订下一步编辑计划,组稿、选稿、发稿、付印,等同于医学论文一样一丝不苟。

《你的胃痛吗》《一块甲鱼骨头引起的风波》,过晋源带头用通俗文字撰写医学知识。由于深入浅出、通俗易懂,常附有简明插图,出版后反响非常强烈,每次都被抢售一空,其间经历过经费不足等困难,甚至险些停刊。过晋源任总编辑 10 余年,共出版发行杂志 132 期。《大众医学》开创了将医学科普作为一个知识体系在中国进行传播的先河。

1951 年,回国后的过晋源在中美医院工作繁忙而又艰辛,"新医学还在萌芽时期,没有研究经费,没有推广经费,没有充分的设备,没有充分的人员",过晋源担任中美医院内科兼放射科主任,深感现代西医专著匮乏,特别是内科学可供年轻医生参考的中文书根本没有。培养临床诊断能力是当务之急,过晋源扛起了重担,找来德文原版教科书,自己担任主译,一边培养指导几个业务基础扎实,德文、中文功底都相当不错的年轻医生,一边翻译。《内科症状及诊断学》全书五卷,一百多万字,内容丰富、图文并茂,满足了当时国内内科教学迫切需要,这本我国内科最早的教科书为当时内科学的发展奠定了基础。

毅然迁汉

1950 年,国家开始了全国高等院校大调整,1955 年,同济医学院及附属医院迁至武汉,以加强中南地区的医疗卫生力量和促进医学教育事业。而当时无论医疗卫生水平、生活和工作条件,武汉都难以和上海相比。

过晋源在上海的家是政府分配的花园洋房,家里雇有阿姨,钢琴等高档家私应有尽有,生活设施齐全。作为上海的一位名医,过晋源在上海有熟识的环境与社会关系,迁汉对他个人的发展肯定会有影响,但他想到的是"全国要一盘棋,湖北省几千万人民的医疗卫生需要"。

在武汉,他义无反顾地将所有的爱倾注给了患者、学生和他钟爱的医学事业。患者多,患者穷,经常有慕名而来的患者,家里客厅的沙发变成了临时检查床,过晋源毫不嫌弃。患者住院治疗,家属就住进了过家客厅,而且一住就是一个星期。

压轴之作

20 世纪 50、60 年代,国家经济落后,百姓营养状况不佳,中国当时是肝病大国,而且绝大部分肝病患者分布在我国广大农村,特别是边远贫困地区。漫长痛苦的病程、沉重的经济负担、社会的偏见歧视、家庭的艰难负累,使得数千万肝病患者痛苦地挣扎在贫困及死亡边缘。从事消化内科专业的过晋源一直将肝病作为自己的主要研究方向。

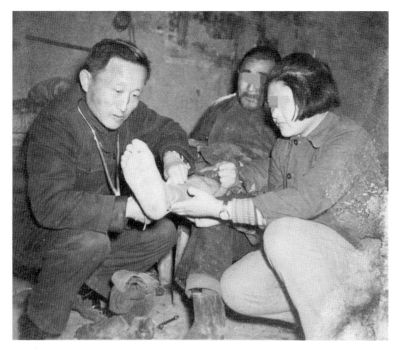

巡回医疗期间,过晋源在农民家中巡诊

　　早在中华人民共和国成立初期,过晋源就着手总结肝病的临床试验和肝脏各种功能变化,他发表的数篇论文在当时是国内首创。之后他深入肝脏疾病的探索,建立了门静脉高压的研究模型,急性和慢性肝脏病变的动物实验研究。在肝脏微血管调节与门静脉高压的试验研究中,他和研究生们通过数以百计的试验,终于发现肝脏门脉血管床以 α（$α_1$）肾上腺素能受体调节为主,α（$α_1$）受体阻滞剂——酚妥拉明可明显改善肝脏微循环,其降低门静脉高压的作用,优于垄断了半个世纪垂体加压素。

　　他制定出从中药中筛选降低门静脉高压药物的动物实验研究方法,从100种中草药中筛选出赤芍制作注射液,并证实其具有降低门静脉高压的作用,这一开创性研究成果后来成为国内赤芍治疗慢性重症肝炎的基础。

1982 年,68 岁的过晋源又带着他两项研究成果,远赴瑞士国际肝病会议做大会交流,他的《当归对 D- 氨基半乳糖所致大白鼠肝损伤防治作用的初步试验研究》一文受到与会学者广泛赞誉。

过晋源一向重视中医中药,根据中药杜仲有补肝肾、强筋骨、安胎、降压的理论,面对当时临床上高血压患者越来越多的情况,他决定把中药杜仲用于高血压患者的治疗。研究用杜仲的酊剂,取得了较好的疗效,有关论文很快发表在《中华医学杂志》上,并被编著到《内科学》《实用内科学》教材里,在临床中得以规范应用。他深知辨证论治是中医诊治疾病的精髓,用现代科学知识和方法,整理和发扬中医药学,把中西医精华嫁接融合,让中医药学具有现代医学的内涵。

过晋源医德高尚,医术精湛,在医学领域辛勤耕耘了半个多世纪。他著书立说,为我国医学界培养了一大批高级医学人才,堪称桃李满园、杏林楷模。他编写的专著、参考书和教材共计 14 部,撰写科学论文和讲座文章百余篇,总计达数百万字,为丰富和发展我国医药文献宝库,付出了毕生心血。其中"肝脏微血管调节机制与门脉高压的研究""赤芍、当归防治门脉高压的研究"等项目分别获得原国家教委、原卫生部与湖北省的科技成果奖,达到国内领先和国际先进水平。

赤子之心是最纯洁的,它不含私心杂念,没有欲望纷争。赤子是不知道孤独的,因为普天下的赤子都将成为他的知音和朋友。这心灵的朋友,这精神的世界,足以让他不惧身边的孤独,永远感觉不到精神的孤独!

(作者:蔡敏)

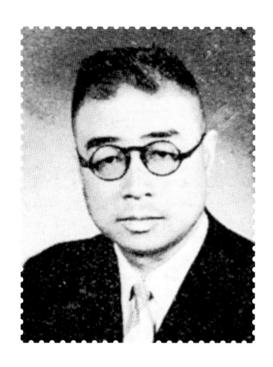

金问淇:

奋斗一生
护女性健康

金问淇,年少立志学医,他用一生诠释着这一理想,成为中国妇产科先驱和领军人。

年少立志从医

金问淇幼年时父母相继去世,他和姐姐由祖母抚养。少年时期的金问淇就立志学医,1919 年于同济医学院前身——私立同济医工专门学校就读,翌年赴德国哥廷根大学和佛莱堡大学医学院深造,并获得医学博士学位。

亲友一度对他攻读妇产科学表示不理解,他解释说:"我的母亲生我们姐弟时都是难产,以致身体羸弱,年纪轻轻就去世了。我学这一科就是为减少女性疾苦。"

1925年回国后,他在上海行医,一直从事妇产科工作,并先后任上海同德医学院医务主任兼妇产科主任、上海同德产科学校校长,并在中德产科学校兼职。抗日战争胜利后,他担任同济医学院妇产科主任。

中华人民共和国成立后,他以百倍的热情积极献身于医疗、科研、医学教育事业,任上海市医学会副会长。1955年,医学院迁汉,他出任医学院妇产科教研室主任、教授,兼任附属第二医院妇产科主任和计划生育研究室主任。同时还担任中华医学会妇产科学会武汉分会主任委员,《中华妇产科杂志》编委。

1956年,金问淇加入了中国共产党,同年被评为"武汉市劳动模范",出席全国先进生产者代表大会。1959年,当选为湖北省第三届人民代表大会代表,翌年出席全国文教群英大会。1965年,出席湖北省文教战线积极分子代表大会。

金问淇晚年从事中西医结合治疗妇科疾病研究,率先使用针刺排卵及针刺调节宫缩,取得成果并应用于临床。又组织研究针刺治疗不孕症及天花粉中期引产成功,这两项研究成果获全国科技大会奖。生前曾参与编写全国高等医学院教科书——《妇产科学》。

一腔报国热情

金问淇既是一位关心患者的好医生,也是一位热爱祖国的优秀共产党员。

在日本侵略者侵占上海前夕,他积极参加了对抗日伤员的医疗救护工作。抗战胜利后,为同济医学院由四川回沪,收回当时的中美医院奔走出力。

中华人民共和国成立后,在我国经济、科技、文化教育事业突飞猛进的背景下,他从新旧社会对比中,意识到只有共产党的领导中国才有希望,也只有在共产党领导下,知识分子才能真正地为祖国贡献自己的力量。从此,他身体力行,将一腔报国情转化为处处积极带头支援国家建设的实际行动。

1951年,金问淇响应党中央抗美援朝号召,主动捐献巨款购买飞机,并积极报名参加志愿医疗手术队。由于第一批主要需要外科医护人员,既然不能亲赴前线,他就发起组织抗美援朝医疗队家属服务大队,由他个人负担费用,并亲自24小时值班和走访医疗队队员家属,随时处理解决困难,大大减少了医疗队队员的后顾之忧,有力地支援了前线。

1952年,他光荣地被评为上海市新站区优抚模范。在金问淇坚决要求下,他终于被批准加入第二批志愿医疗手术队慰问团。志愿军的英雄事迹使他深受感动,他在一封家信中写道:"同志愿军战士相比,觉得自己落后得太多了。"医疗队回到上海后,他就毅然停止了个人诊疗业务,把全部精力投入同济医学院妇产科的医疗和教学工作中。

20世纪50年代初,全国高校院系调整,同济大学医学院内迁至武汉,以加强中南地区的医疗卫生力量和促进医学教育事业。金问淇作为上海的一位名医,在上海有熟识的环境与社会关系、舒适的生活条件,但他想到的是国家的需要,是湖北省几千万人民的医疗卫生需要,于是带头报名来汉,还积极做其他同事的动员工作。在他的带动下,当时妇产科自愿迁汉的医护人员比例是全院第一。

1965年,武汉医学院决定在艰苦的山区——郧阳办分院,他积极报名去建设分院,当未获批准时,他就将自己私人购置的显微镜和冰箱赠予分院,以表支持分院建设与对我国医疗事业的热情。

金问淇在生活上十分节俭,他想到更多的是百姓生活不富裕,国家经济负担较重,自己不应享受如此高的工资待遇,曾多次向组织要求降低工资水平。由于未获批准,他便每月将部分工资单独储蓄,去世后子女根据其遗愿,将三万余元存款交给了党组织。

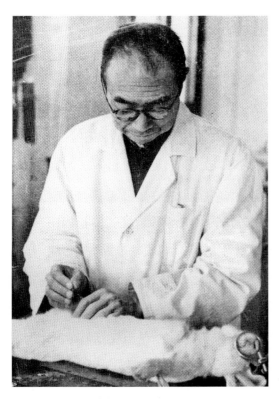

金问淇进行动物实验

毕生致力妇女健康事业

金问淇临床专业基础扎实,了解病情细致、观察详尽,曾求学于德国著名病理学家——阿孝夫(Aschoff)。他对妇产科病理学亦有所长,善于结合病理分析研究,经常亲自看病理切片,诊断准确性较高,特别对宫外孕、卵巢肿瘤、功能性子宫出血、月经不调及不孕症等的诊断、鉴别及治疗有独到之处。

他手术精湛,敢于创新,为了解除患者病痛,敢于去战胜难治之症,累积了丰富的临床经验,得到众多患者的信任,慕名而来的患者甚多。金问淇不仅仅为人治病,而且处处为患者着想,尽量减轻其经济负担,经常给贫困患者免费做手术,有时还为患者垫付住院费,甚至给远道而来的患者提供回乡路费。

在医疗工作中，金问淇不断进行新的探索，而且严格审慎。1958年，当时已年近六旬、体弱多病的他，认真地开始从头自学中医，并组织科室医生学习，向老中医请教，开设了中医治疗月经失调门诊和中西医结合治疗的病房，发表了《胶艾四物汤治疗功能性子宫出血》一文。

通过实践，他认为月经失调、不孕症、功能性子宫出血等均与卵巢功能相关，中医中药对妇科疾病的疗效很可能是通过影响卵巢功能起作用的，因此重点研究中西医结合治疗卵巢功能失调与针刺排卵。他提出研究以针刺达到人工排卵的目的，这是当时国内外未曾有人尝试的、在理论上和实践中的未解决难题。他带领几位青年医生，首先做动物实验，从兔子的组织学和生殖生理、排卵的规律等做起，逐步深入，最后进行临床研究，攻坚克难，经过一年多的努力，终于取得了可喜的成就。他总结了针刺使临产子宫收缩无力产妇的宫缩力度加强、频度加密、时间延长，而对子宫收缩力正常者，针刺并无增强缩力作用的发现，并提出针刺与催产药物作用的不同，对子宫肌肉不是单纯刺激作用，而是起调节作用。鉴于他在学习祖国医学上的突出成绩，1960年他受邀参加了全国西医学习中医经验交流座谈会。

金问淇非常重视对妇产科多发病、常见病的防治和研究，在妇产科创建了滴虫性阴道炎、宫颈糜烂、月经失调、不孕症和子宫颈癌等专科门诊，组织宫颈癌普查工作。他还开办阴道细胞学检查训练班，为地市县级医院培训了大批医务人员。

1962年，全国妇产科学会在汉召开，金问淇带病逐字逐句修改审阅湖北省投给大会的所有稿件，这样严谨的工作作风给大家留下了深刻的印象。

金问淇对教学工作十分认真负责，并且重视培养青年医师，亲自写讲稿、教案，示范讲课。青年教师的每一次预讲他都要求参加，有时还给予个别指导。他对讲课内容和教学方法要求严格，预讲如一遍不能通过，他就将教师请到家里两遍、三遍地反复练习，直到合乎要求为止。在病房教学查房时，他仔细观察总结主管医师在询问病史和检查中疏忽的部分，并提出问题直指要害，加深学生与医师的印象，避免重复犯错。

他参与编写的全国高等医药院校妇产科学教科书受到1977年全国科技大会的奖励,其中他编写的病理产科部分得到了很高的评价。

金问淇全心全意为人民服务的高尚品德,不畏艰难的奉献精神,严谨求实、敢于创新的科学态度,永远是后辈们学习的楷模!

(作者:冯玲　靳焰)

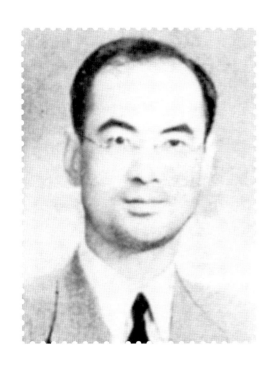

宋名通：

儿科先驱桃李满天下

1983年9月，一位消瘦的老人半躺在医院的病床上，他手中捧着一本书，旁边还放着一摞手稿，上面的英语论文被修改得"面目全非"。

因为即将作为中国儿科界代表出席在马尼拉举行的第17届国际儿科学会，虽然宋名通身体不适，他仍坚持修改参会文章。大家劝他放下工作，安心休养，老人说："我还有两件重要的任务没有完成，一是去马尼拉参加国际儿科学会，二是我要主编好再版的《儿科学》，如果能再给我半年时间就好了。"

1983年9月17日，当老人去世的消息传出后，许多患儿及家长痛哭流涕，为失去了可亲可敬的宋爷爷而伤心难过——他就是我国儿科事业的先驱和开拓者之一宋名通。

儿科医学研究的先行者

宋名通，1914年出生于江西奉新一个书香门第，从小受到严格的教育，高中阶段就已经开始学习德语。在上海同济大学医学预科学习期间，他曾在著名学者邹韬奋先生的指导和鼓励下，翻译了一本德文原版书籍。

1938年，宋名通从同济医学院毕业赴德国留学，1940年获德国汉堡大学医学院儿科医学博士学位。回国任上海铁路医院院长兼儿科主任、同济医学院儿科教授。1955年，宋名通放弃了上海优裕的生活条件，随同济医院迁至武汉，历任儿科系主任、儿科教研室主任。

中华人民共和国成立初期，我国缺乏符合小儿特点的生理指标，往往只能根据成人的相应指标对应酌减。1959年，宋名通在国内率先提出"小儿

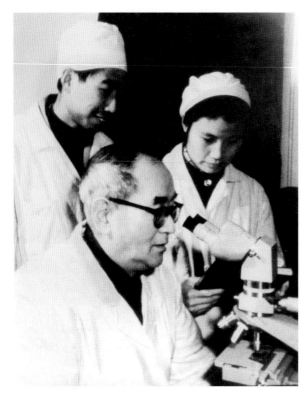

宋名通在实验室

不是成人的缩影"。他成立了儿科生化实验室,带领王慕逖(同济医院儿科教授)等研究小儿生理指标常数,经过数年摸索,在全国率先测定了甲胎蛋白、补体等小儿生化指标常数供临床参照。

1973年后,宋名通、董永绥(同济医院儿科教授)在国内首先发现和报告隐匿乙型肝炎病毒(HBV,以下简称"乙肝病毒")感染干扰乙肝疫苗应答及潜在传染性问题。1978年他又在国内首先提出乙肝病毒相关性肾炎的概念,发表了重要论文,明确提出对肝病患者除进行肝病有关检查外,还应检查尿常规和肾功能;反之,对肾脏疾病患者亦应检查乙型肝炎表面抗原和肝功能,同时还须进行随访,以求对其有本质上的认识并进行有效防治。这一观点受到全国儿科工作者高度重视。

儿童肾脏疾病临床表现多样化,为了让医生能更好地进行诊疗,1977年,宋名通提出了"关于小儿肾小球疾病临床分类的建议",经过讨论于1978年正式成文,被广泛应用于儿科肾脏病的诊断,为我国儿科事业做出了巨大的贡献。直至2000年,中华医学会儿科学分会肾脏病学组才在这一基础上,根据疾病谱的进展进行了修订。

1979年,宋名通组建了儿科肾病实验室,着重开展小儿肝肾疾病的研究和治疗工作,在国内率先发表题为《急性肾炎与血清C3的关系——兼论乙型肝炎相关性肾炎临床诊断问题》的论文,阐明了急性肾炎血清C3的变化特点和规律。其后相继发表有关小儿肾小球疾病免疫学研究文章多篇,其中《小儿单纯性肾病Ty和Tu细胞的变化及其免疫抑制剂治疗作用的探讨》一文,被选为第17届国际儿科学会交流论文。

认识宋名通的人都说,他是一个钻研型的学者,一旦他认为某个领域的知识对他的工作大有裨益,他就会认真学习。他的学生程佩萱(同济医院儿科教授)曾说,宋老师把刮胡子的时间都用来学习俄语。他一辈子最大的爱好就是买书和看书,精通德语、英语、俄语,收入的很大一部分都用于购买各种书籍,尤其是外文书籍。宋名通是武汉市外文书店的常客,每当书店来了新版的儿科书籍,总是第一个通知他。

宋名通主张各专业之间应该融会贯通,他喜欢和不同专业的人打交道,经常组织儿科医师们与生物化学、微生物学和病理学等基础医学教师们共同查房、合作研究。在很多次看似无意的交谈中,宋名通总能发现跟医疗有关的信息,尝试将其他学科的技术和原理用于医学。他曾经说过医学的发展必须和其他学科交叉才能前进,这种发散性的思维使宋名通总能发现新问题,建立新思路。有一段时间,宋名通致力于研究肾脏病的中医治疗,每天在家背《汤头歌》,还带着儿子一起背。

患儿眼中慈祥的爷爷

宋名通从事儿科医疗工作 40 多年,他高超的医术和良好的医德深受患儿、家长的尊敬和爱戴。

中华人民共和国成立初期,湖北医疗条件相当艰苦,医院迁至武汉后,宋名通因地制宜,带领王韵琴、王慕逖、董永绥、刘婉君、程佩萱(均为同济医院儿科教授)等,创造性地开展了许多儿童疾病治疗方案,包括儿童寄生虫的治疗、首创儿童头皮静脉输液法、首次给低钾血症的患儿尝试静脉补钾。这些技术目前仍在儿科广泛使用,广泛到没有儿科医生会追溯这些技术应用的源头,但当时开拓这些技术需要极大的智慧和勇气。

20 世纪 60 年代,宋名通带着同济医院儿科医务人员在湖北省各地坚持开展巡回医疗,针对当时普遍存在的流行性大肠杆菌感染,积极进行治疗,总结出输液"十六字"原则:"据证定液、先盐后糖、先快后慢、见尿加钾",由于通俗易懂、简单易记,很快在农村基层医疗机构和赤脚医生中广泛普及。

1977 年,一位农民带着身患重症的女儿来院治疗,7 岁的孩子又黑又瘦,只有 3 岁孩子的身高,经检查诊断为"肾小管酸中毒"。适逢农村"双抢"农忙,住院 1 周后,患儿的父亲坚决要求出院,但孩子的治疗势必被耽误。宋名通最后说服家长让孩子留下来,由医护人员负责治疗、照顾。孩子住院期间,宋名通让护理部制订专门的护理计划,他和同事们轮流买水果、点心给孩子吃,使她得到家庭般的温暖。每当别人问孩子"是哪个医生给你治的病,哪个医生最好",她总是回答:"宋爷爷!"后来,爸爸来接她时,她还不愿意走,要和宋爷爷在一起。

这样一位在患儿及家长眼中慈祥、细致入微的宋医生,在家人眼中,却是一位相当"马虎"的父亲。有一次,他爱人到外地出差,宋名通负责照顾儿子,他将蚊香拿到床边,忘了点燃就和儿子一起睡觉了。第二天起床,两人一身的红疙瘩,儿子生气地责怪父亲。宋名通说:"我只想把蚊香拿到床边吓唬一下蚊子,让它们不敢咬我们,谁知道蚊子不怕吓唬呢!"还有一次,宋名通换衣服,找不到衣服放在哪儿,就从还在晾晒的衣服中随便抓了一件穿上,儿子一摸,居然是半干的,但宋名通笑呵呵地说:"没关系,用体温烫干的衣服更贴身、更笔挺。"

首部儿科学教材的编著者

1958 年,宋名通在当时的武汉医学院创建了儿科系并招收了首届学生,却没有全国统一的教材可供教学。为了让学生们更好地学习,1960 年,宋名通和周华康(北京协和医院教授)、秦振庭(原北京大学医学院教授)一起主编了中华人民共和国成立以来第一部儿科学教材——《医疗系儿科学》。

1961 年,他肩负重任主编了全国高等医学院统一教材——《儿科学》,并于 1988 年获国家教委全国高等学校优秀教材奖。以后多版次的全国性儿科教材和参考书都倾注了他的心血和智慧,显示了他卓越的才能和坚实的理论基础。

儿科肾脏疾病专家王韵琴回忆,当时她担任宋名通的助手,编书的过程是痛苦而快乐的:专业知识要精准,遣词造句要流畅,标点符号都要一改再改。整本教科书的每个章节,宋名通都要通读多遍,编委们特别怕被宋名通召唤，因为意味着又要返工，但是当看到最后的劳动成果，心情非常愉悦。在这种严谨的作风下编撰的首版《儿科学》教科书，至今仍被引为经典。

1978年后，宋名通成为国务院首批研究生导师，为了培养合格的研究生，他呕心沥血，经常利用休息时间把研究生请到家里进行辅导。有一次，他在家中指导一个研究生修改毕业论文，从晚饭后开始持续了好几个小时，那位研究生见他身体不好，天气又异常炎热，担心他病倒，劝他休息，第二天再讲。宋名通说："明天还有明天的事情。"就这样一遍又一遍直到深夜一点钟，第二天他发热了，真的病倒了。

宋名通不仅对学生要求非常严格，对自己要求更严格。每次上课，无论面对什么样的听众，他都要认真修改备课笔记，密密麻麻一大本。一共几个问题，每个问题讲多长时间都规定得非常详尽，并且一定会换上一件整洁的中山装，刮干净胡子，以自己最好的面貌去面对学生。他一再强调，医学工作者一定要做研究，而且要把研究总结出来。他对学生们说："如果有一年，你们没有在中华系列杂志上见到我新发表的文章，那说明我已经不在了。"他这样说，也这样做。在他的影响下，儿科教研室的医师们、王韵琴、王慕逖、董永绥、刘婉君、程佩萱等，在各自的专业领域均成为备受尊重的权威专家。

宋明通把全身心交给患儿和儿科事业，他经常说："人生在世，就要干些事业，为祖国和人民做些贡献。"他是这样说的，也是这样做的。他用毕生的精力，鞠躬尽瘁、孜孜追求，谱写了一曲为儿科事业终生奋斗的颂歌。

（作者：陈瑜　闫明）

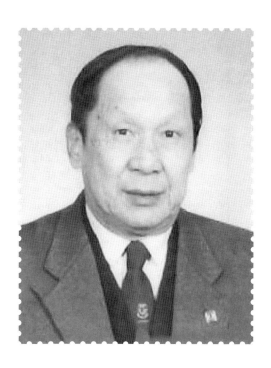

梁扩寰：

医德之境

梁扩寰因病住进了医院综合大楼 5 层的病房里，他的书房和办公室也一股脑儿地搬到了那里，每日他那间小小的病房总有求医的患者、求学的弟子、求教的同事进进出出。床头的书桌上，还摆着一叠厚厚的文稿，等待他去校阅、修正、补充；催稿的电话也不时响起……只有主管医生和当班护士才知道，这位看上去精神健朗的老人是怎样忍受着全身酸痛的折磨。

对此，梁扩寰本人毫不介意："我不愿闲着，我不能让时间白白过去，对工作、对患者我应该尽力而为。"对每一个关心他的人，这位闻名全国的内科消化病学专家都这样说。

求学之路

1928 年,梁扩寰生于广东省梅县,1940—1946 年在广东梅县乐育中学就读,后考入同济医学院医疗系。在医学知识的王国中,他孜孜不倦用学习充实着自己最美好的青春年华。

然而只身在外读书的梁扩寰,不得不接受远在香港的姨妈的资助。为此,他曾一度到广州中山医学院(现中山大学中山医学院)就读。姨父姨妈有意资助他留在香港念书,而他选择回到了上海,在同济医学院继续自己的求学之路。

1952 年,梁扩寰从中南同济医学院毕业,获医学学士学位。正是此时,为了支援内地建设,一批高等院校被迁往内地。毕业留校的梁扩寰义无反顾地随同学校一起来到武汉,加入了中南同济医学院附属第二医院(1955年,位于武汉,华中科技大学同济医学院附属同济医院前身)建设者的行列。这一干就是四十年,梁扩寰从当年的住院医师已成长为博士生导师,但他始终奋斗在自己工作的前线——医学的临床实践活动中。

震中选择

1975 年夏天,鄂西北暴雨成灾,唐河、白河相继决堤,枣阳的田野汪洋一片。人民子弟兵将灾民从水里、从树上,救到当地一个被洪水围困的孤岛上。

梁扩寰和 6 名同事组成了医疗小分队,他们和灾民在一起。小分队风餐露宿,昼夜不停地在岛上巡回诊疗,尽力预防瘟疫流行。在他和同事们的共同努力下,尽管和外界完全隔绝了一二十天,孤岛上的四五千位灾民却无一人因疫病死亡。

1976 年 7 月 28 日,河北唐山突发强震,数十万生灵梦中横遭涂炭,大批灾民生命垂危。

第二天，参加抗震救灾医疗小分队的梁扩寰随队从湖北出发，30 号抵达北京，31 号到达唐山以北的遵化县城，在县医院对面工厂的一片草坪上支起帐篷，建起了抗震救灾医疗点。余震仍在肆虐，但梁扩寰根本无法考虑个人安危。他一个人带着两名助手、照顾一百多名伤员，内科医生此刻却成了外科大夫。感染严重威胁着病员的生命，还要面临瘟疫流行的考验，他每天从早上起床就跪在床边用卫生纸代替药棉和纱布，为伤员清洗伤口、换药包扎，就这样度过了四十个日日夜夜。

有一位患者让他怎么也忘记不了。那是一位二十多岁的年轻女工，震后被抢救出来，却因肾脏受损、无尿，全身高度浮肿、恶心、呕吐、生命垂危。梁扩寰果断地让她吞服甘露醇导泻，一天下来泻水竟达十来斤之多。两天之后，这位姑娘病情明显好转，一条年轻的生命就这样保住了。

这种对生命的高度责任感越来越强烈地体现在他今后的医者生涯中，尤其在他那成功率颇高的危重病者抢救工作中得到最大程度的显示。

双手"长眼"

改革开放以来，梁扩寰在工作中所展现出的丰富临床经验和精湛业务水平，越来越引起人们的注目和敬佩。

平时坐急诊，患者一进来，他仅凭观察就可以估计出 60% ～ 70% 的病情，而他那过硬的手上功夫更使同行佩服不已。消化系统病患经他双手腹部触诊后，其病情也就明确个八九不离十了。所以他坐急诊室，患者欢迎他，既不会耽误治疗时间，又不会浪费财力物力；其他科室的医务人员也欢迎他，这双妙手，不知为大家减轻了多少不必要的劳动！

人们都说，那是一双"长眼睛的手"。

而这一切的背后，却是生活阅历的积累，以及长年累月对临床工作的旺盛热情和持久耐心。它们赋予他敏锐的观察力和果敢的判断力，并形成了自己独特的思维方法,再同他广采博收的书本知识、他人经验相结合,水到渠成,不知不觉之间便构筑起了充满自己独到见解的医道之域。

无数病患因此得到医治,而他本人也成为擅长解决内科尤其是消化科疑难、危重病患诊疗问题的专家,并常被院方及科室派往院外解决类似棘手问题。

1988年,一名工人患多发性溃疡,诊断不清,梁扩寰一语定夺,说它是佐林格-埃利森综合征——胃泌素瘤;1989年,一位女性患者下消化道出血,出血量较大,被怀疑是出血热、结缔组织病等病症,结果又是梁扩寰一次性诊断正确,说它是Henoch-Schonlein紫癜(过敏性紫癜)。能够如此迅速而准确地诊断这些罕见的病症,这怎不叫大家为梁扩寰的丰富经验和渊博学识而叫绝呢!

这类例子不胜枚举。

1990年,有患者特意找到梁扩寰检查身体。梁扩寰拿起检查玻片,仅用肉眼就断定,他染上了血吸虫病。而这一般是要在显微镜下才能判断的,后来进一步的检验结果果然与梁扩寰的诊断相同。

人们常说:"有所失必有所得。"当年对临床医学是别无选择的选择,使梁扩寰从书本理论走向实践;而今长期的实践,又使他掌握、领悟出如此复杂、奇妙的医学规律,成为一名高明的医生。临床实践给予他太多太多宝贵的经验,这也是梁扩寰对临床工作有着这么深厚感情的原因,甚至感染到他所带的弟子。"为患者服务,为临床服务",成了师生的共同夙愿与奋斗目标。

硕果累累

从梁扩寰的履历表上可以看出,改革开放以后,他的医学生涯焕发出炫目的光华。

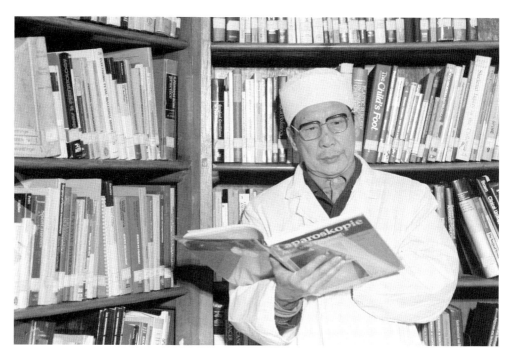

梁扩寰在翻查资料

　　1980—1983 年,他担任内科副教授;1983 年起任教授;1986 年被国务院学位职称评审委员会授予博士生导师;1985—1988 年任同济医院内科学教研室副主任;1988—1989 年任同济医院内科学教研室主任;1989 年起任同济医院肝病研究所所长。另外,他还在中华医学会消化病学分会、中华医学会湖北分会、湖北省及武汉市消化系病学会、湖北省科学技术进步奖评审委员会以及本校的各级学术组织中担任领导职务。与此同时,他还担任了《中华消化杂志》等七八种杂志的编委,为医学研究尽心尽力。

　　改革开放以后,梁扩寰在全国一、二级杂志上发表的论著和综述 30 余篇;主持或参与科研成果鉴定 3 项,获得原教委、原卫生部、湖北省颁发的奖项。他主持研究的肝动脉灌注与栓塞治疗原发性肝癌、门静脉高压引起骨黏膜病变等课题均属国内最先开展,并达到国内最高水平,具有很高的临床价值。另外,梁扩寰还参加了《内科讲座》等 8 部医学专著的编写工作。

　　作为一名全国著名的内科消化病学专家,梁扩寰德高望重、学术造诣很深，他不仅基础理论厚实、临床经验丰富、科研成果累累，而且以其正派的学风、严谨的治学态度，在医学人才培养方面的显著成绩，受到学生的高度赞誉，培养出大批优秀博硕士研究生。由于他在党的医学教育事业中所做出的突出贡献，曾多次受到表彰。1989 年，梁扩寰被国家教委、劳动部、全国教育工会授予"全国优秀教师"光荣称号及奖章。

梁扩寰还加紧总结自己多年积累的宝贵经验，好将它传授给更多青年人。他编写了《肝脏病学》与《内科实习医生手册》，前者是一本介绍肝病专业国内外最新进展的高级专业参考书，后者是一本向实习医生介绍基本知识、技能和理论的基础教材。两本书的受众不尽相同，但梁扩寰编写起来是同样一丝不苟，认真对待，尤其是后者，不公开发表，工作量又大，而且没有任何报酬，但梁扩寰仍以最大的工作热情在病中坚持编写这本不薄的手册。

他心中装的是党和人民的医教事业！

这就是——医德之境！

（作者：邓国欢）

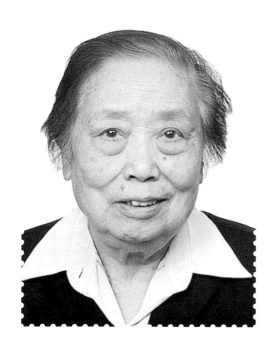

冯克燕：
"59分"教授
学不止步

冬日暖阳的下午，同济医院内科学、老年医学专家冯克燕教授，坐在书房里熟练地点击着平板电脑查找资料，她准备写一篇关于回顾人参三七对冠状动脉有显著血流增加作用的综述文章。1978年，她牵头开展了中药人参三七心血管疾病应用的研究；2016年12月，在此研究基础开发的复方丹参滴丸成为全球首个圆满完成美国食品药品监督管理局（FDA）三期临床试验的复方中药。得知这一消息，冯克燕一边是惊喜，一边又发现相关的延续研究报道有明显错误，她想通过这篇论文将过去的实验结论重申一下，让后来研究者少走弯路。

我只是"59 分"的教授

已近百岁的冯克燕朱颜鹤发、精神矍铄,除了看看门诊,她每天的业余时间都是在书房里度过的。书房不大,棕红色的书架边缘处已磨损泛白,大部头的医学书整整齐齐立满了一面墙。从抗战时期在医学院读书到四川宜宾实习,从上海的中美医院到武汉的同济医院,这些书一直伴随着冯克燕和她过世的先生——邵丙扬教授。

这对教授夫妇共同的爱好只有念书、念书,56 年的志同道合,56 年的相濡以沫,他们有着一样的感受:医生治好了患者,就像画家画了一幅画,你会情不自禁地自我欣赏。

"学习是支撑我活着的动力",这是冯克燕挂在嘴边的一句话。

"跟专业比起来,我永远不及格,我只是'59 分'的教授,所以我永远要努力。"学无止境,冯克燕深有感触。1950 年,冯克燕从医学院毕业留校工作,并随校由上海迁入武汉,在同济医院工作至今。初做医生,遇到患者因病去世时,她总是情不自禁地陪着家属流泪哭泣,痛患者家属之所痛,恨自己太无力。因此,冯克燕暗下决心:一定要做一个有能力、有水平的医生,才能拯救患者,也不枉患者的期望和家属的重托。

虽然已从医半个多世纪,但冯克燕每天看完门诊患者总有疑问,看书做进一步分析论证是她每天的必修课。治好患者谈何容易,医学需要的是严谨的态度、无私的付出,而冯克燕总是谦逊地说:"医生扎实的医学基础是治病的重要前提。"冯克燕是一个心细如丝的人,她经手的病历往往字迹隽永、表述精准,每次问诊,学生填写了血压数据,她一定要再测量一遍,她时常说,通过这些基本观测,医生才能了解患者的病程,才能了解药效。这样你才能总结经验教训,才能成为一个好医生。还在带学生的她要求身边的年轻医生要重视基础训练,多多询问接触患者,多多收集掌握第一手资料。

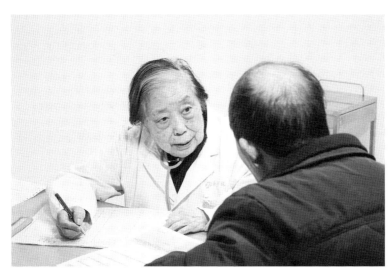

冯克燕（左一）在看门诊

把患者当成"老师"

每一次门诊的时间,对冯克燕来说,都是一次与患者的对话,也是一次与知识的对话。在给患者看病的过程中,她像一名侦探一样细心地寻找问题,不错过任何一条线索,然后又带着问题去寻找答案。她说,唯有深入救治患者的一线,了解病情、全面观察其病情演变、掌握病情转折点的关键,仔细分析用药或其他治疗的反应,才能真正全面地治好患者,有时甚至可获得意外疗效,正如艺术家的精雕细刻才能出精品。

也正因如此,九旬高龄的她,依然坚持到门诊坐诊,和患者"交朋友",耐心倾听患者的诉说。于是,在她眼里,患者成为她的"老师"——她的患者胖胖正是其中的一位。胖胖六十多岁,这个名字是冯克燕给他取的。两年前,胖胖到冯克燕的门诊看高血压,于是渐渐熟悉起来。有一次复诊的时候,胖胖提到自己经常乏力,起初冯克燕认为是患者太胖:"你要减肥!不然血压、血糖都会让你乏力。"但她没有就此打住,当患者哀叹三遍后冯克燕听到了心里,于是连续两天晚上翻阅资料查找原因,并联系其他科专家为其会诊,为他制订了检查建议。胖胖最终被确诊为神经元方面的疾病,这种疾病非常少见，只有十万分之一的发病率，还好得到了及时的治疗。

说到这件事，胖胖一直心存感激："她很耐心，而且她能够听你讲话，她会根据你的描述给你分析。"冯克燕同样满怀感恩："医学是无止境的，我也许无法给他一个确切的答案，但是我至少可以通过学习，为他指明方向。我们的老师可能是患者，不断认真对待患者的念叨，认真聆听患者的倾诉，其实可以提高自己。"

冯克燕从医近七十载，在医学道路上，她一路前行，未敢停步。对她来说，医学是一门艺术，把患者当老师，学到老，活到老，她乐在其中。

（作者：常宇　蔡敏）

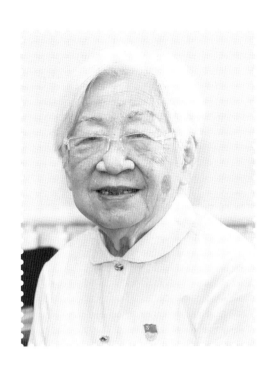

何绣章：
毕生追求有温度的护理

96 岁的何绣章是我国第一批护士，曾任同济医院护理部主任。她说："护士要能文能武，'文'要肯钻研不断进步，'武'则是要能吃苦，有动手能力，护士工作有时也是个体力活哩。"

走进何绣章的家，屋内整洁明亮，桌上整齐摆放着手写文稿，这些都是几年前老伴儿生病时，她居家利用细碎时间整理的。她戴着眼镜一边翻阅一边讲述着自己倾注了所有青春热情的"护理人生"。

参加抗美援朝医疗队结缘伴侣

何绣章 1928 年出生于浙江宁波，毕业于宁波华美高级护士职业学校，于 1950 年应聘到中美医院。

工作不到半年，全国号召医护人员参加抗美援朝医疗队，上海组建了第一批志愿医疗队。何绣章瞒着母亲积极报名参加，踏上了北上的列车。这一趟奔赴不仅让何绣章接受锻炼，如愿加入共青团，圆了自己的梦，还结缘了一生的伴侣。

在医疗队，何绣章被任命为护士长。同济医院戴植本教授是队里手术做得最多的外科医生之一，共同的使命、相互的关爱让两颗年轻的心慢慢靠近。

后来，戴植本奔赴朝鲜成为战地医生，临别时何绣章对恋人说："你要是被炮弹炸了一只胳膊或腿，我也照顾你。"

停战后，戴植本戴着军功章回到上海，迎接他的有领导、有师长，还有爱情。著名妇产科专家、同济医院抗美援朝委员会副主任金问淇教授为这对伉俪主持了婚礼。

至今，何绣章一直珍藏着一本小册子，里面写满了当时志愿军战士们写给她的临别赠言："何同志，别啦，别啦。离别的留恋，变成力量。希望何同志将来做一个救死扶伤的人、弘扬人道主义的医务工作者，用理论结合工作实践，同一目标，革命乐园。携手前进，乐园再见！"

放弃安稳生活毅然随院迁汉

中华人民共和国成立初期，我国中南地区医疗卫生条件相对落后。为了提高中南地区的医疗水平，国家决定将上海的同济医学院及其附属医院迁往武汉。

"当时我的想法很纯粹,祖国的命运和我们的命运是紧紧联系在一起的,国家的号召我愿意响应,也积极报名'内迁'。"何绣章回忆道。

1955 年,何绣章跟随医院从上海来到武汉。条件比想象中艰苦,最开始医院只有三个人负责全院的护理管理工作:两名护理干事,何绣章是助理干事之一。他们以极大的热情迅速投入医院的初创工作,四处调研、博采众长,结合同济医院已有的护理常规,创造了具有同济特色的人员培训、物品管理及护理规章制度,并编制成册。

何绣章编写的《护理常规》

何绣章发现许多新生儿出生后都会出现"红屁股",她建议将产妇的衣服和其他患者的衣服分开清洗。小小的举措听来简单,但背后需与洗衣房、锅炉房多方协调,建议落实后,很快新生儿"红屁股"的现象大大减少。

护理工作是护士与患者的双向奔赴,"把患者当亲人"不只是一句口号。何绣章也遇到了把她当作亲人般信任的患者：临终前把存折交给她，让她代为转交给其女儿。何绣章说："做护士不仅要懂病，更要懂人，要带着同理心工作，才能真正走近患者，得到患者的信任，护理工作就有了温度。"

筹办护校带出一批批人才

为解决医院护士人才缺口，也为了培养更多合格的护理人才，同济医院的领导萌发办护校的念头。自己招生，自己分配。

1958年，武汉医学院附属第二医院（1955—1985年，位于武汉，华中科技大学同济医学院附属同济医院前身）附设护士学校，何绣章和另外两位同事成为早期创办人。第一年招了三个班的学生，约一百人。

"在创办护校的初期我们遇到了很多难以想象的困难，当时校舍、宿舍、食堂、教室连课桌椅等都一无所有。"很多东西都是东拼西凑的，蚂蚁搬家式地抬过来。教扎针时，让学生们在萝卜、芋头上练手。何绣章和同事克服种种困难，在1961年顺利带出了第一届毕业生。

"以前很多人把护理看成是简单的技能和辅助性劳动，轻视护理工作。护理是一门独立学科，和治疗同样重要，在生命科学中占有重要的地位。"改变大家的认知、推动护理教育事业是何绣章从事护理教育一线的初心。何绣章带教过的一批批毕业生分散到全省各大医院，有的还去到了西藏等偏远地区，用他们的护理知识为当地民众服务。直到现在，何绣章还经常收到学生们的来信。

1986年从同济医院退休后，何绣章"身虽离岗，心却恋岗"。1995—1997年，赴美探亲期间她还主动考察当地多家医院护理工作，撰写发表《美国护理工作见闻》，并回到医院进行分享。她说："护理这份工作在我的心里不仅是一份职业，而是我的毕生追求，让我无法舍弃、深深眷恋着。"

作为一名护理队伍的老兵,何绣章鼓励年轻一代护士要有远大的理想,重视基础护理,有使患者减少或减轻痛苦的本领;能深入开展科研,攻克前人未能解决的难题;学习国外先进经验,让我们国家的护理工作走向国际前列。

（作者：李韵熙）

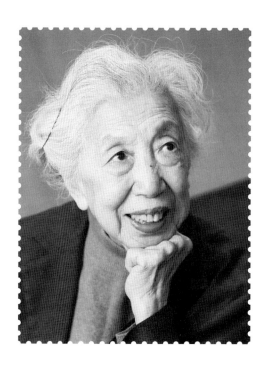

程佩萱：
给所有患儿无尽的爱

社会学家说：儿童是世界的未来。

艺术家们说：儿童是祖国的花朵。

程佩萱，这位为儿童健康事业奋斗了半辈子的儿科心血管病专家，为保护这些娇嫩的幼苗，把慈爱、热情、才智无私地奉献给了千万个小患者；把认真、刻苦、勤奋融进了自己全部的生活之中。

想让每个孩子都拥有健康童年

"还给每个孩子本该蹦蹦跳跳而不是囿于白色病房的快乐童年。"每当看到那些被病痛折磨得失去了天真与欢笑的孩子，程佩萱心底就涌起无限的怜爱与同情。人们常见到,为确诊一例疑难病症,她废寝忘食、整日陷入冥思苦想中,一旦找出症结,她会如孩子般地喜形于色、手舞足蹈。春秋寒暑,程佩萱把慈母般的心献给了每一个求医的小患者,在她的精心治疗下,一个又一个被病魔困扰,甚至几乎失去生的希望的孩子健康地走出医院。

一天,门诊部来了一位心脏病患儿。孩子的母亲含着泪说:"孩子病了三个多月,一家医院一直按心肌炎治疗,病情总不见好转,反而越来越重。"程佩萱一边听,一边诊察,一边思考。当她观察到平常极容易被临床医生忽略的股动脉搏动情况时,一个危险的信号——"高血压"引起了她的警觉。经过多方面的检查,她发现孩子患的是"多发性大动脉炎、主动脉狭窄",便立即收治住院,安排实施手术。后来,孩子又蹦蹦跳跳地回到了小伙伴中间。

1989 年 3 月,一张病危通知送到 10 岁患儿王飞(化名)父母手中。王飞因患败血症感染心包炎,在一家医院治疗 20 多天,各种抗生素都用过了,病情仍日趋恶化。转来同济医院时,心功能已经衰竭,并伴有心包积液、心肌肥大,生命垂危。程佩萱经过仔细诊查与分析,认为王飞患的是一种免疫性类风湿病。望着掩面而泣的孩子父母,为了挽救王飞的生命,程佩萱决定用激素治疗。作为一名医生,她深知给濒于死亡的患儿用激素的危险性,但凭着丰富的临床经验,她果断用药。奇迹出现了,王飞被救了回来。

为了孩子,程佩萱敢于担风险。患儿刘振华(化名)患有先天性室间隔缺损,出生 4 个月起就因反复的肺炎、心力衰竭多次住院,病历足有半尺厚。由于年龄太小,不能手术,几年来他一直在程佩萱的精心照料下接受支持治疗,以创造手术条件。1988 年,小振华 4 岁了,程佩萱为他做了心导管检查,认为手术条件已经具备。

这时,小振华的父亲却犹豫了,不肯在手术单上签字。因为他听说,即使手术,孩子的病也不一定能治好。程佩萱耐心地劝导他:"放弃手术就是放弃了抢救孩子的一线希望；只有手术才能让孩子有一线生机。"父亲的心被打动了。

然而，手术的前一天，程佩萱却果断地将手术安排撤销了。因为当时医院没有用于人工呼吸的氧合器——"膜肺"，孩子肺功能不全，一旦开胸可能发生意外。此时，刘振华的父亲却执拗地央求程佩萱："您就让孩子手术吧，就是死在手术台上，我也不怪您。"但是为了孩子百分之百的安全，她坚决地拒绝了。医院有了"膜肺"，程佩萱立即安排刘振华做了室间隔缺损修补术。手术相当成功，程佩萱孩子般地乐了几天。

心里时时装着她的小患者

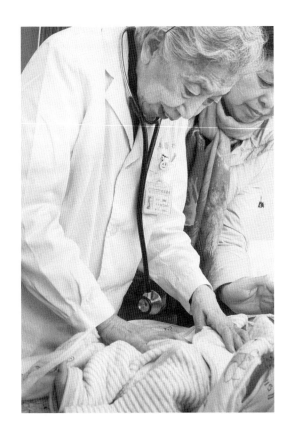

程佩萱在门诊

程佩萱的专家诊室不到 10 平方米，每当她看门诊时，这里的小患者总是排起一条长长的队伍。程佩萱一会儿查体，一会儿写病历，更多的时间则是在与患儿和家长交谈。从那和谐、亲密的气氛看，似乎个个都是程佩萱的"老熟人"。

当轮到一位来自鄂西的小患者时，程佩萱高兴地喊道："莉莉（化名），你来了，最近怎么样呀！"一句话，使得看病的母女俩眼眶湿润。妈妈说："没想到，时隔两年了，程奶奶还挂记着小莉莉的病，还记得孩子的名字。"

程佩萱心里时时装着她的小

患者。对学龄儿童,她总是先问学习、爱好,再问哪儿不舒服。她说:"心脏病患儿来看病,首先得消除他们见到医生的紧张心理。"对那些还不会言语的小患者,程佩萱要先逗逗乐,有时还拿出几块糖果。每个患儿的爱称她都了解得清清楚楚,查房时也从来不用床号称呼患儿,多是叫爱称。

程佩萱处处为患儿精打细算,思考如何花最少的钱又能治好病。凡是凭自己的技术和经验可以确诊的,就尽可能让患儿不做其他检查;凡是一般药能解决问题的,决不开贵重药;患儿第一次看病挂了专家号,以后复诊就只需挂普通号。甚至患者出院,乘哪趟车回家方便、节省,她都盘算得清清楚楚。有的化验检查要等时间,农村、外地患者常为此要花钱住旅社,程佩萱要他们留下家庭地址,等结果报告出来后,她代取,写好病历,提出治疗意见,然后寄到患者家中,一段时间后再请患者来复查。

黄冈地区一名叫秦宵明(化名)的小患者,患了一种当时罕见的川崎病,十分难治,若在武汉住院需一大笔费用。程佩萱便想了个办法:让患者定期在当地医院做检查,然后将检查报告单寄来,她再根据病情开药、写医嘱寄给患者。这样,患者在家就可以得到她的医治,只需隔一段时间来武汉复查。患儿家长感慨万千地说:"程教授为我们想得真周到,真是我们的知心医生呐!"

程佩萱的办公桌上一直放着一袋糖,那是小患儿张莉(化名)父母送来的。张莉生下来就患有先天性心脏病,住院的日子比在家的日子还多,两岁半时不幸身亡,程佩萱为此难过了好几天。先天性心脏病具有一定的遗传性,近年来,她潜心于"胎儿超声心动图诊断先天性心脏病的研究",目的是让那些头胎孩子因心脏疾病死亡而再次怀孕的母亲,在妊娠中就能知道孩子的健康状况,甚至得到治疗,从而避免再一次的精神痛苦与压力。张莉的母亲第二次怀孕后,程佩萱多次为她检查、咨询,随时提醒她注意生理、心理保健。1990年2月,这对曾因失去爱女而极度悲伤的夫妇终于有了一个健康可爱的女儿。程佩萱和她的研究生所研究的这项新技术也被有关专家认定达到国内领先水平。

永远"精力充沛"的程奶奶

一位患儿的家长这样描述他对程佩萱的印象:"瘦瘦的身子,苍白的脸,却好像是用特殊材料制成,永远精精神神,从来不知道疲倦。"可他哪里知道,程佩萱先后因阑尾炎、胆囊炎和子宫肌瘤动过三次手术,还患有冠心病、偏头痛,支撑着她顽强战斗在医疗第一线的竟是浓茶和大量的药物。

小儿心导管检查是现代心血管病检查的一项重要技术,但是在同济医院起步较晚。程佩萱为了在这个领域内赶上全国水平,开始了艰辛的探索。每次心导管检查她都亲自上阵,致使放射线照射大大超过了所允许的强度,X线放射反应使程佩萱白细胞减少,皮肤常出现瘀斑。可她全然不顾,在她的带领下,仅用了一年多的时间,同济医院小儿心导管创伤检查就进入了全国先进行列。

在患者与自己家庭的天平上,程佩萱总是向患者倾斜。读大学的大女儿患急性胆囊炎送来医院,有人劝她去看看,她说:"那里有医生,我很放心。"1986年秋,程佩萱的父亲病危,弟妹从上海发来电报,离汉前她还为一位患者做了心导管检查。

而患者的事,不管大事小事、分内分外,她都要管。名声在外的程佩萱常收到素不相识省内外患者寄来的心电图,无论是谁,她总是认真地分析研究,提出自己的意见。一位大动脉移位的先天性心脏病患儿来院就诊,程佩萱深知,此种疾病当时尚无有效的治疗方法。但她还是怀着一线希望,写信给专治先天性心脏病的沈阳军区总医院(现中国人民解放军北部战区总医院)求援,去北京协和医院请先天性心脏病专家会诊。患儿的父亲热泪盈眶地说:"您这么尽心,即使治不好,我也心安了。"这位搞摄影艺术的父亲,还拍下了程佩萱为孩子治病的镜头,以作永久的纪念。

患有心律失常的小朋友张非(化名)成天不思饮食,一餐饭要大人喂个把小时,还咽不下一点儿。每到开饭时间,程佩萱就来陪张非吃饭,她鼓励张非:"非非,奶奶陪你吃饭,还要记时间,非非要是英雄一定能按时吃完……"几天过去了,张非能在规定时间吃完二两饭菜。而在这些日子里,程佩萱天天都要推迟下班时间,中午回家吃些点心或用开水泡碗饭吃,又匆匆赶到医院上班。

程佩萱用她的真诚温暖了无数患儿与家长的心,在程佩萱办公桌的抽屉里,放着一扎扎的纪念卡、感谢信,字里行间都是小患儿和家长们对程奶奶由衷的爱戴与尊敬。

（作者：马先松　肖飞）

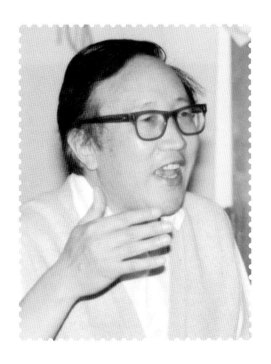

申正义：
十年织就"耐药监测网"

申正义是中国细菌耐药防控领域颇具传奇色彩的人物，为支持临床医生正确利用抗生素治疗，发现耐药细菌发展和传播规律，他率先建立了湖北省细菌耐药检测网。他关注多重耐药菌，从治疗、预防、控制入手，让患者有更好、更安全、更有效的诊疗环境。

与抗生素的 4 次较量

申正义头发花白，一口标准的普通话，患者都觉得他很随和，同事们却知道他同乱发广告的药品厂商不依不饶地较劲时，判若两人。申正义是从事感染疾病临床工作的专家，他不安于领域内的工作，多次向有关部门呼吁，终于让生产抗生素的厂家免去了"安全有效""家庭常备"的错误广告词，让这类广告消失在大众媒体的视线中。

1997 年秋的一天，申正义发现，从航空路到同济医院门口，竖立着 20 多块某抗生素的灯饰广告牌，广告词吓了他一大跳——"抗菌、消炎，家庭常备"。这是处方药呀，怎么能家庭常备呢？他连续向报社反映，本地报纸在头版头条刊出报道后，广告牌一夜之间从街头消失。

然而，一年后该抗生素厂家将广告词改为"抗菌、消炎、安全有效"，又出现在街头。申正义觉得很不可思议，没有哪种药是完全安全、无毒性的。这次，他又打电话打到媒体，该抗生素的广告很快又销声匿迹。

看到这个广告的肯定不止他一人，他为何偏偏要跟它过不去？

"可能我对这个比较敏感，其实更早的时候，我在电视上看到这类违规广告，就去信给电视台，他们很快就撤了。后来，在 2003 年严重急性呼吸综合征（SARS）过后不久，我开会时又看到了抗生素的广告，我和与会人员联名写信给电视台表示抗议。两天后，这个广告也撤了。"

科普耐药的"发迹"史

20 世纪初期，青霉素问世以来，抗生素在与各种致病菌的较量中，几乎是战无不胜的。然而，不到 100 年，到 20 世纪末期，耐药菌的流行已成为一个十分严重的问题。1999 年，申正义作为一名临床医生关注到了耐药菌，他在《大众医学》上撰文，分析了耐药菌产生的原因及控制对策。

申正义大声疾呼，有充分证据表明，产生耐药性危机的主要原因是无控制、不适当地使用抗生素。如果照目前的趋势发展下去，细菌的耐药性必将日益增长，使医生面临窘境。

他呼吁并提出耐药菌的控制对策——合理使用抗生素。抗生素的应用应严格掌握适应证，必须以临床诊断、细菌学诊断、体外药物敏感试验作为选用抗生素的依据,严格控制预防性用药、局部用药、联合用药和非细菌感染的用药。患者和家属应与医生配合,尽快明确有无感染,是细菌感染还是其他病原微生物(如病毒)感染,选药、剂量、疗程及用药方法要正确。切不可随意购买和使用抗生素,否则不仅助长耐药性,还可能贻误诊断,或发生各种不良反应。要严格消毒隔离,防止耐药菌保存在环境中,或直接将耐药性转移给敏感菌,遏制耐药菌在医院内和社会上的传递、扩散。

最后,他前瞻性地提出建立全国细菌耐药性监测网,定期公布准确的监测资料,供临床用药参考。由于现在社会交往日趋频繁,细菌的耐药株可在医院、地区乃至国家间传播,所以还必须通过各种协作网络来对付细菌的耐药性问题。世界卫生组织已建立了一个全球性监测网络,将世界各地每年监测的耐药数据储存在计算机网络中,向协作成员国的卫生工作者提供最新的耐药信息,以便加强监测工作和采取必要的控制行动。

十年不懈织一"网"

申正义是传染科的教授,1960 年以来,伤寒、疟疾、出血热等传染性疾病曾是他的主要研究对象,用他的话来说,当时的他就是抬头看患者,埋头开处方,几十年后他没有想到由于医生、患者的"好心"用药,造成了现在某些顽固的细菌"刀枪不入",患者面临"无药可救"的境地,于是他率先向同行们敲起了警钟,收集和研究成千上万的顽固细菌信息,开始了对同行的指导。

"以往用抗生素有个基本原则,那就是要把细菌检测出来后,再针对这个菌种用药。而从患者身上取标本培养,要 3 天才能出结果,患者的病情却不允许等这么长时间。结果出来之前,医生都是根据患者的临床表现进行经验用药。在此期间就会出现滥用抗生素,导致一些细菌产生了耐药性,有些药就不管用了。这个监测网就是给临床医生提供相关数据,供其经验用药参考的。"

1995年，申正义申请到了当年卫生部国际交流中心的基金支持，用基金提供的1万多美元开始着手对本地耐药性进行监测，他计划选取13所大中型医院进行监测。但要建成监测网，必须有定点医院的长期支持，然而，做监测工作的细菌室要花成本，因而不受重视。同济医院进入监测网，并让这些细菌室的配备能达到监测的标准要求，1997年，申正义到各大医院当"说客"。

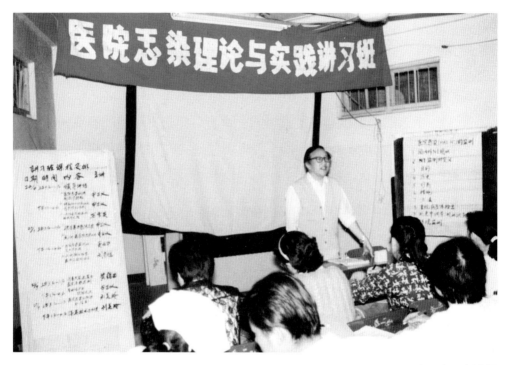

申正义正在讲课

　　医院感染方面的学术权威，应该可以一呼百应，怎么还要当"说客"？"这种事，别人不知道，只有主动去找他们。"而且要长期做，需要各医院对细菌室进行人、财、物的投入，毕竟不能替别的医院"当家"。

　　跑了数十家医院，一年后，申正义成功说服省内16家大中型医院进入他的监测网点，其中武汉地区有10家。2000年，申正义又建立了一个农村监测网，湖北省内14家县级医院加入。

　　经费问题怎么解决？刚开始做的时候，有基金支持，后来申正义就去借钱。

"起步的时候找过上级行政部门,开始有了政策支持,这个监测网完成后,国家的细菌耐药监测机构一直免费提供实验用品,全部给到县级医院。世界卫生组织还特派专家来给监测网的工作人员培训,提供技术和信息方面的支持。"

从 1995 年开始到 2004 年 6 月底,申正义完成了湖北省的细菌耐药监测网的建设,这个监测网将农村医院也纳入其中,在全国绝无仅有。

2002 年,66 岁的申正义用 12 年时间探究"医院内发生感染的危害和预防"这个课题,为此他发表了 30 多篇论文,当时刚成立不久的中华预防医学会医院感染控制分会一致推选他为该学会的主任委员。

"一个人的一小步或许是人类的一大步",申正义和他的同事们在湖北省开始了细菌对抗菌药物耐药性的监测工作,他们到病房、到手术室收集 26 属、70 多种常见病细菌进行检测,每个月向医生公布信息,让医生能有的放矢地合理应用抗生素。一次,血液科住进了一个不明原因发热的患者,医生给他上了 5 种抗生素毫无效果,于是请来了申正义,给患者做了细菌培养后发现是真菌感染,所以越用抗生素,越无法控制感染。

每天面对着不断提高的细菌耐药率监测数据,申正义总在想办法让它们成为临床医生开药的指导,每个月他都要到省内外给医生们讲课。

申正义,第一代细菌耐药监测人,怀着一颗赤子之心,用丰富的专业知识,用菌株、培养基和药敏纸片,用自己的双手,实现了细菌耐药监测网的从无到有,为监测网的发展与壮大,为细菌耐药监测事业的薪火相传,贡献了自己的韶华。

（作者：蔡敏　吕所知　徐敏）

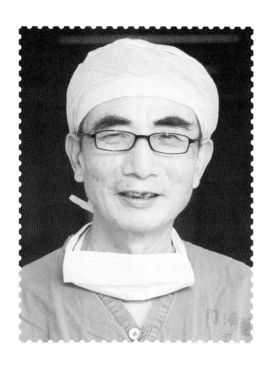

杨传永：

亲切长者
"一指值千金"

"这些都是治疗后活了 10 年以上的肿瘤患者，他们还经常来跟我报平安，这就是我坚持的动力。" 81 岁的同济医院胃肠外科杨传永教授，对手中患者记录本的内容如数家珍。这个破旧的记录本已经跟随杨传永几十年，密密麻麻地记录着患者的籍贯、简单病情等，每逢有患者复查，他总能第一时间回忆起患者的病情，并在本子上记下一笔……

叶女士 1999 年被查出患有升结肠癌，化疗后中毒导致白细胞降到极低，就诊时家人都放弃了希望，杨传永不眠不休地抢救，硬是把她救了回来。后来，她专程来看望杨传永，并留下了字条——"杨传永，您是我的救命恩人，现在我非常健康，2007年9月还生了一个健康的男孩。活到现在，真的无比感激您。"这张小小的字条，杨传永一直珍藏着。

王女士2004年患直肠癌，复诊时对杨传永说："生病时我还没有结婚，一度对活下去失去了希望，如今我的孩子已经12岁了，这一切都是您给的。"

2016年10月，在首届"江城口碑医生"大型公益评选活动中，杨传永以票数第一荣登"江城金口碑医生"榜首。面对这些荣誉，杨传永总是不好意思地感慨："我不仅是一名医生，更是一名老党员。只是做了一点点，患者却一直记着，这让我很感动。"

在许多患者眼中，杨传永有点儿与众不同——别人不敢做、不愿做的手术，他会毫不犹豫地接下来；患者能不吃药和不做检查解决的，他就尽量不开药、不让做检查；每一次坐诊，不管有多晚，总是将患者全部看完才下班吃饭……

不看完患者决不下班

每周三上午，是杨传永的坐诊时间。一个周三的早上8点，他准时来到诊室。第一位患者刘女士来自孝感，她患了腹膜癌，此前在许多医院看过。刘女士一进门就焦急地问："我这到底是啥病？怎么得上的？还能不能好……"

杨传永拿着她带来的病历、CT、磁共振的结果仔细看，从发病原因到治疗方案，一点点耐心解释。刘女士一直听到他亲自主刀做手术才放下心来。

武汉68岁的李婆婆肛门处长了个小疙瘩，见到杨传永后连问自己是不是得了癌症。"癌症哪儿那么好得？不着急，我先帮你看看。"杨传永边说边戴上手套，俯身为她做指检。几分钟后，杨传永起身告诉她："没啥事儿，回去每天用淡盐水洗洗，几天就好了。"

"不用吃药打针？""不用，多吃点儿水果粗粮，注意每天按时排便。"杨传永嘱咐道。见李婆婆仍有疑虑，杨传永耐心地解释，癌症通常有哪些常见症状。李婆婆感觉这些症状自己都没有,才稍稍放心了:"还是给我开点儿药吧,哪有看病不开药的!""您就拿买药的钱多买点儿水果吃吧,保证比药管用!"

一名中年男子需要做直肠镜检查,杨传永详细地在他的病历上写上自己坐诊的时间、内窥镜室的检查时间、外科病房的联系电话,临别还不忘问一句:"还有不清楚的吗?"

把 30 位患者全部看完,已经到了下午 2 点半,杨传永这才起身招呼助手下班吃饭。尽管排的班是半天,但杨传永每次坐诊,往往都是从早上 8 点一直持续到下午,有时甚至到傍晚,把所有患者看完了才下班,午餐没有一次是准点的。

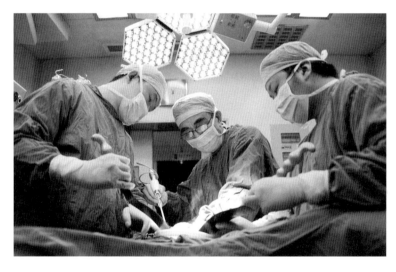

杨传永(中)正在给
患者做手术

尽量帮患者解决难题

50 多岁的直肠癌患者王先生说,每次找杨传永看病都需要等很久,可是大多数患者都愿意等,因为杨传永除了耐心听患者倾诉病痛、细心地为他们检查诊断外,还会贴心地安排好治疗。

70 岁的黄梅(化名)5 年前患直肠癌,是杨传永帮她做的手术。手术

3 年后,肺部又长了肿瘤,她再次找到了杨传永,杨传永仔细帮她分析了病情,并联系了胸外科的专家帮她手术;后来,食管上又发现长了肿瘤,她又一次找到了杨传永,杨传永依然耐心地帮她联系好了专家。

杨传永的手机里有一张双胞胎宝宝的照片,那是他一位患者的宝宝。胡女士在 2010 年做了直肠癌手术,2016 年发现自己怀孕后,因为既往患有癌症既开心又害怕,惴惴不安地找到他。杨传永帮她做了详细检查后,告诉她可以放心地当妈妈。2017 年 5 月,胡女士顺利产下一对双胞胎,她第一时间把喜讯告知了杨传永。"作为医生,能够解决患者的问题是最好的,如果实在不能解决,也要为他们指出一个解决的方法",杨传永说。来同济医院看病的人,多数都是辗转了很多地方,抱着最后希望来的,患者可以说是身心疲惫。尽可能帮患者解决问题,是一名医生的基本责任。

对近两成患者不开药

"杨传永不仅是一名医生,更像是一位亲切的长者。"这是不少患者对杨传永的评价。

"他说话真像我父亲。"36 岁的陈先生患有胃炎,长期靠吃药止疼,原本想找杨传永开点儿"好药",没想到杨传永不给开药反而一直劝他戒烟。"吸烟伤胃,不戒烟,你吃再多药都没用,而且药吃多了对身体不好。"杨传永还调出了吸烟人和不吸烟人的胃镜对比图跟他讲解。临别,杨传永还嘱咐他:"胃药有几十种,给你开药很简单,但是根治不了你的病,吃了反而有害,千万别再乱吃药了。"

杨传永从医 50 多年,对近五分之一的患者是完全不开药的,他常说不少胃肠疾病都是慢性病,跟生活习惯有关,告诉患者如何健康生活、如何自我预防,比吃药更有效。

除了不喜欢开药,杨传永还不喜欢开检查单,他常说的一句话是"一指值千金"。"80% 的肛肠疾病是可以通过指诊来判断的,肠镜、CT 是用来判断病变的程度、有没有转移,而不是发现疾病的手段。"他说,每一个有肠道疾患的患者来了,医生都应该做指诊,这是对医生最基本的要求。

73 岁每天仍上手术台

杨传永每年都要做 500 余台手术,73 岁高龄的他依然每天上手术台。

胃肠外科曾经的病房护士长施婕和杨传永共事了 4 年。这 4 年,她不知道帮杨传永退了多少患者送的烟、酒、衣服等东西,帮患者充了多少住院费;而这 4 年,她收到的送给杨传永的锦旗、感谢信更多。

在病房,杨传永有个外号——"拼命三郎"。为了减少经济困难患者的住院天数,为他们省点儿钱,杨传永经常加班手术、连台手术,每天做三四台手术是常有的事。手术中,需要用肠吻合器等设备缝伤口,机器"订"一下只需几分钟,可得花上千元,杨传永就会用手缝,一针一线,最少得缝上半个钟头,为患者省下这笔费用。

从 20 世纪 70 年代开始,杨传永在医生这个岗位上已经默默耕耘了 54 年。作为一名老党员,杨传永始终把治病救人作为自己神圣的职责。他深知,自己的每一句话、每一步操作都关系着患者的生命,只有严谨踏实地工作才能不辜负患者和家属的期盼。而在这份责任背后,杨传永也感受到做医生的幸福,"我只是做了一点点,患者却一直记着"。

（作者:李韵熙）

呼吸内科：

五代人接力守护生命之源

"与国家同舟,与人民同济。"这一直是同济人不辱使命的历史担当,从上海到武汉,为了人民的需要,同济医院充分发挥了一个教学医院的中心、辐射、示范作用,担负着湖北省以及邻近省份的医疗任务。

做领跑者,建立武汉最早的传染病医院

1949 年,中华人民共和国成立之初,痨病(以骨蒸潮热、消瘦、盗汗,或可检出结核杆菌等为主要表现的疾病)流行,每 100 人中就有近 2 名痨病患者。"十痨九死"给老百姓造成严重伤害。

随着爱国卫生运动轰轰烈烈地开展,同济医院呼吸内科年轻的专家李晖带领 3 位医生,率先成立了结核病专病小组。

20 世纪 50 年代,同济医院从上海迁至武汉,李晖作为医疗骨干,被委任协助兴建武汉市结核病防治所(现武汉市肺科医院),也就是传染病医院雏形。一边建院一边开院,当时的条

件非常艰苦，李晖全身心扑在医院建设上，经常啃着馒头，过家门而不入，一年时间，体重掉了10多斤。

后来，李晖担任武汉市结核病院院长，主持、指导、创建湖北省的结核病防治体系，并提出最早的治疗结核病原则，为现在国内广为应用的五项基本原则打下了基础。

李晖还发现矿工肺上的病灶不单是矿尘所致，还因为井下没有通风设施，长期呼吸煤烟所致。他积极促成政府改善矿工的工作环境，几百名矿工的疾病得到了有效防治。

创造条件，与疾病"零距离"做研究

1972年，全国各地成立"呼吸四病"（呼吸道感染，支气管炎，肺气肿，肺源性心脏病、以下简称"肺心病"）防治小组。我国呼吸学领域的权威之一、当时的呼吸内科主任段生福教授成为中南地区五省肺心病科研协作组组长，牵头开展肺心病防治和研究。

段生福带着年轻医生，顶着风雪，坚持定期下乡义诊，走遍湖北，从病因、临床症状、病理变化、预防、临床治疗一点点做起。在缺医少药的当时，他提出通过中草药预防感冒，可以从源头上抑制肺气肿和肺心病的发生。

段生福主张实干，对年轻医生说："不要太看重荣誉。研究工作只要做，慢慢地，就会有成果。"正如他说的，建立实验，完成整体动物、组织、细胞水平研究，日积月累，他们在慢性阻塞性肺疾病（以下简称"慢阻肺"）、肺动脉高压、肺心病的基础、防治及流行病学等方面进行了卓有成效的工作。承担了"七五""八五"……"十三五"等国家各类项目和计划，与世界卫生组织合作等，取得丰硕成果。

奔赴一线，坚持做国人自己的研究

在往后的 20 年里，疾病图谱在变化，同济人的研究脚步从未停止。

1991 年，呼吸内科的第三代张珍翔教授说，"我国人口众多，临床研究入组的速度和效率是中国优势，我们要做属于中国人的研究"。

"下乡医疗"，带着临床课题去农村研究，成为同济医院的医疗工作常态。中国的研究成果也被国外日益重视。

慢阻肺这种疾病，直到 20 世纪 90 年代才逐渐被大家关注。他们去潜江市浩口镇做筛查，近 200 千米的距离，没有高速公路、更没有专车，他们自带干粮，骑着自行车或拖着板车，满载着纸质的病历出发了。

2 个月筛查了 2.5 万人，他们查出 2 000 多位慢阻肺患者，其中 80% 有吸烟史。戒烟或可有效控制慢阻肺的发生，他们又变为"戒烟"宣传员，画黑板报、写标语，成立戒烟协会。

30 年烟龄的姜书记就是当时村里的"戒烟标兵"。只因医生的一句话，"必须戒烟，要不然你会抱不动小孙子的！"全村人开始监督，姜书记最终戒烟成功，如今，姜书记已经八十高龄、四代同堂、共享天伦。如今来看，当时的研究是非常超前的。

走街串巷，家长里短，他们还发现不吸烟的农村女性得慢阻肺的主要原因是室内燃烧秸秆，但又缺少良好的通风。于是，他们又变成"工程师"，改厨房、修烟囱，建议烧煤气和液化气，一段时间后，人们不咳不喘了，效果显著。

生命接力，做健康中国传递者

就这样一棒一棒地接力，他们一直把慢性呼吸系统疾病的防治工作重心放在农村。

2016 年,呼吸科的第四代徐永健教授建立了慢阻肺规范管理多中心网络平台,覆盖全国 8 个省份 20 余家医院,为慢阻肺的治疗提供科学依据。

2020 年,湖北省"323"攻坚行动持续开展,同济医院成为"湖北省慢病呼吸系统疾病防治中心办公室"挂靠单位,呼吸科的第五代——中心主任赵建平教授、执行主任刘辉国教授带领团队继续开展着慢阻肺群防群治工作,防控基地覆盖人群已达 10 万人。

正是这样的一支梯队,2003 年,阻击"非典"的战斗;2015 年,防治 H7N9 流感;2020 年,抗击新冠疫情,处处都有同济人的身影。

（作者：田娟）

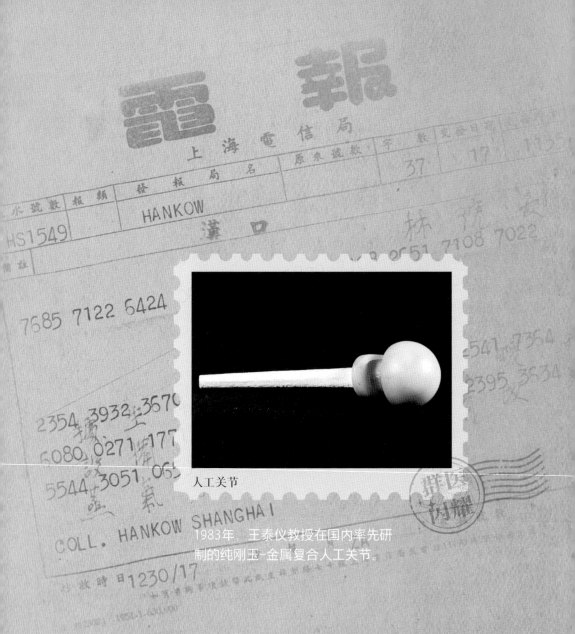

人工关节

1983年，王泰仪教授在国内率先研制的纯刚玉-金属复合人工关节。

住院部大楼建设期间沪汉
两地往来电报

救死扶伤

邵丙扬
黄云樵
童尔昌
蔡桂茹
王泰仪
郝连杰
陈夏丰
李鸣真
薜德麟
黄念棠
章咏裳
妇产科

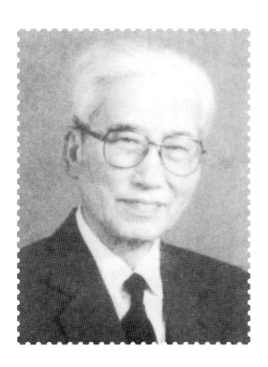

邵丙扬：
中国医学教育的旗帜

他潜心研究出血吸虫病"酒锑三日疗法"，为广大血吸虫病患者解除痛苦；他开展我国最早的糖尿病流行调查，被中华医学会内分泌学分会授予"终身成就奖"；他呕心沥血编写850万字的内科学权威参考书——《中华内科学》，获全国优秀科技图书一等奖。

他就是同济医院邵丙扬。

终身探索的医学大家

邵丙扬与夫人冯克燕这对医学夫妇共同的爱好就是念书、念书，他们一直有着一样的感受：医生治好了患者，就像画家画了一幅画，会情不自禁地自我欣赏。

摊开他经手的病历,堪称医学范本,字迹隽永、表述精准,患者的体温、脉搏、血糖变化的曲线图,都用红蓝笔勾画清晰,他时常说,这是内科医生的法宝。通过这些基本观测,医生才能了解患者的病程,才能药到病除。也就是这样,医生才能总结经验教训,才能成为一个好医生。

他一贯要求身边的医生重视基础训练。他带领大家深入病房,接触患者,收集掌握第一手资料,让患者成为医生真正的老师。有一位长期发热的患者,多种医学检查后仍未能查明病因。邵丙扬在教学查房时认真细致地为患者体检,发现患者下肢有少许皮下结节,经活检证实了他的判断,患者被诊断为:结节性动脉周围炎。

还有一次,一位患者因心脏增大出现心力衰竭,当时表现为另一种病:甲状腺功能减退症。邵丙扬细心分析,诊断为维生素 B_1 严重缺乏,患者经过对症治疗后很快痊愈。

1950 年,邵丙扬义无反顾地举家从上海奔赴中原重镇——武汉。相对于上海无忧的生活,武汉确实困苦很多,由于地区差异,武汉的工资水平低于上海,支援武汉等于让夫妇俩减了薪水。把女儿寄养在上海,夫妇俩开始了同济医院内科教研组的筹建工作。邵丙扬担任内科基础教学组副主任,在他的率领下,内科学的医疗、教学一系列规章制度建立起来,疑难病例讨论、出院患者讨论等等常规制度从无到有,直至今日仍被沿用。

20 世纪 60 年代末,邵丙扬开始筹建血液病学实验室。建立之初由于缺乏科学的数据,没有正常值标本,邵丙扬和实验室的同志轮流抽自己的血液用于比对凝血时间。20 世纪 70 年代末,他又创立了湖北省内首个内分泌学实验室,率先在湖北省建立起血液病和内分泌代谢病专业,为解决病患中的危重疑难杂症做了大量的工作。

目光敏锐,勇于创新。早在 20 世纪 50 年代,邵丙扬就开展了一次大规模的上海地区糖尿病流行病学调查,这也是国内最早的糖尿病流行病调查项目之一。那时,糖尿病发病率远远没有今天高,但多次的出国访问让邵丙扬认识到了糖尿病的危害。他先后赴美国俄亥俄州立大学医学院、德国海德堡大学医学院做客座教授,进行交流和讲学,为探索糖尿病基础理论研究新思路做了很多铺垫工作。1985 年他获中华医学会内分泌学分会表彰,2009 年获中华医学会内分泌学分会"终身成就奖"。

血吸虫病治疗第一人

"千村薜荔人遗矢,万户萧疏鬼唱歌。"这首七律诗《送瘟神》是毛泽东同志 1958 年发表在《人民日报》上的一篇著名诗作,由此人们也认识了小小的血吸虫。

现代对血吸虫的调查和防治可以追溯到 1949 年 4 月,渡江战役解放宁沪杭后,中国人民解放军练兵备战于江苏太仓等地,华东军区便有不少来自北方的战士在练兵中感染发热,造成大批非战斗性减员。

这年 8 月,华东卫生部向当时还在上海的中美医院提出派人下乡调查,当时年仅 32 岁的邵丙扬被特派为诊疗小组成员深入解放军驻地进行调查。邵丙扬很快发现发热的原因是战士练习游泳时感染了血吸虫尾蚴,并确诊为血吸虫病。当时邵丙扬提出,25% ~ 50% 的战士感染急性血吸虫病,必须立即扩大普查面,对血吸虫的防治迫在眉睫。

根据邵丙扬的调查诊治报告,华东卫生部积极行动,组织血吸虫病防治(以下简称"血防")医疗大队。1950 年 1 月 3 日,邵丙扬任上海市血防医疗大队长,率领 3 个中队的医护人员奔赴太仓、南翔、嘉定,负责治疗驻地解放军战士。历时 3 个月,医疗队检疫患者达 13 万人次,治疗 1.8 万余人。

当时治疗急性血吸虫唯一的办法是静脉注射"锑剂",这种药物毒副作用很大,治疗过程中医护人员需要有丰富的经验,整个治疗过程必须密切观察。通过大量总结,血防医疗大队开始采用酒石酸锑钾 20 日治疗法,比当时医学界普遍采用的月余疗法治疗速度更快。

在完成医疗任务的同时,邵丙扬还带领医护人员开展血吸虫预防宣教工作,他们对疫区进行水井、浴室和公共厕所卫生建设,设计改良水井、改建厕所。为了使军民认识血吸虫病的传染途径及其危害,医生们通过简陋的幻灯、巡回展览为部队战士上卫生常识课,协助部队捕捉消灭钉螺 3 万多只。

体检时,医生们还发现多数战士患有口角糜烂、舌炎及阴囊湿疹,均属维生素缺乏的表现,于是建议部队改善饮食结构和烹调方法,并进行了专业性讲课培训。经全体医务人员三个月的努力,终于胜利地完成任务,在中国医学史上写下了光辉的一页。

虽然已经将治疗时间缩短,邵丙扬却始终不能释怀。1951 年,邵丙扬开始探索缩短治疗血吸虫病疗程的研究,他与病理学、生理学专家一起协作,通过大量的动物实验和患者的随访观察,发现锑剂对肝脏的损伤可以通过肝脏的再生自我修复,进一步通过药理计算,邵丙扬发现治疗中只要注重预防致命性的心脏中毒症状,加大剂量 3 日注射治疗与 20 日疗效相同。1953 年,《应用酒石酸锑钾三天疗法治疗血吸虫病的初步报告》首次在《中华内科杂志》发表,"酒石酸锑钾三日疗法" 安全可行,得以迅速在全国推广。据中华内科学专家论坛总结,我国在 20 世纪 50 年代采用三日疗法治疗血吸虫病的人数达 500 万之多。

1956 年,中央人民政府卫生部聘请邵丙扬担任中央人民政府卫生部血吸虫病防治研究委员会委员及血防医疗顾问。这对一位医学家来说是极高的荣誉。

医学教育的一面旗帜

1965 年 6 月 26 日,毛泽东同志作出了 "把医疗卫生工作的重点放到农村去" 的指示。医学教育从赤脚医生和农村卫生员中招生,此后,培训基层卫生人员、编写农村医学教材成为当时同济人在农村开门办学的主要任务。

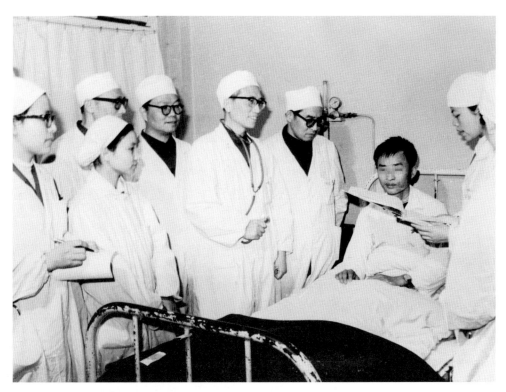

邵丙扬查房带教

　　邵丙扬带领青年教师,分赴湖北省 72 个县市,参加除病灭害、巡回医疗、基层教学、急危重症会诊等工作,在地方医疗机构、基层医院开展讲课和教学查房,成功抢救了多名重症患者,解决了许多疑难杂症,为当地青年医师培养发挥了重要影响,全面提升了湖北省基层医生的医疗技术水平。

　　一直以来,邵丙扬始终坚持带头上大课,亲自下教学点视察、讲学,坚持每周一次教学查房。他上大课坚持理论联系实际,重点突出、条理清楚、深入浅出,教学效果好。但邵丙扬并不满足,每次上课前总是认真备课,不断更新教学内容。在临床教学中,他一丝不苟、认真负责。教学查房前一天,他总是亲自翻阅病史,补充询问患者并做详细的体格检查,还仔细查看检查数据,掌握第一手资料。他结合病例查阅文献,在教学查房时针对患者的具体病情及学生经管患者中存在的问题,有的放矢地进行分析,指导学生和医生作出诊断及治疗。

对于新教师的培养,邵丙扬同样倾注了大量的心血。每逢新教师上大课前,邵丙扬要逐字逐句修改他们的讲稿,听完预讲,又循循善诱地教授讲课的方法,连手势的配合、板书、绘图,乃至修辞等都一一具体指导。到了上大课那天,他还会亲自检查听课。至今,许多教授依然清晰地记得邵丙扬指导他们上大课的情景。有一次,邵丙扬来到教室时已经上课,为了不打扰师生的注意力,他硬是站在教室门外,坚持把一节课听完,课后再指出新教师的优缺点。他经常深入到诊断学实习中去,发现问题及时纠正。在他的指导下,老师们都觉得收获大、提高快。就这样,年复一年,他辛勤地培养出大批的骨干教师。

邵丙扬对学生要求十分严格,但从来没有对学生发过脾气,他总是循循善诱,并且会针对每个学生的特点提出不同的要求。对于自己带过的学生,邵丙扬总能随口说出他们的名字和年级,时时关心他们的消息。他在对待学术问题上的慎言谨行,让很多学生记忆犹新。

教书育人 60 余年,被他手把手教过的学生不计其数,如今他们都在各自的岗位上延续着他的学术和精神。

850 万字医学巨著

坚守在临床第一线,笔耕不辍。在繁忙的医疗、教学工作之外,邵丙扬发表论文 60 余篇,多次参加全国教学法改革会议,编写全国统一教材《内科学》第一版至第四版,参与各医学院校评审工作,并作为编委参与中华人民共和国成立后第一部内科学综合性理论与实践重要参考书——《内科理论与实践》的编写。

1993 年,邵丙扬在 76 岁高龄之际,欣然接受了当时卫生部部长陈敏章之托,筹编大型内科学参考书——《中华内科学》,陈敏章担任主编,邵丙扬任副主编。此前,中国内科学界只有一本《内科学理论与实践》,这本 1982年编写,1988 年出版的书籍已远远不能满足当时内科学的发展需要。更为紧迫的是,国家第一批内科专家都已年近古稀,抢救性地挖掘和保存这些大家们的医学研究是当务之急。原卫生部、教育部为此遍寻主编,编写任务迫在眉睫,遗憾的是在召开本书领导小组第一次筹委会后,陈敏章患重病,不久去世,未能直接参加书籍的编写。为了好友的嘱托,为了中国内科学的发展,邵丙扬历经艰苦、全力以赴,组织召集全国高等医学院校著名学者教授368位编写书稿,并亲自审阅所有著作内容。

书房里保留着1 000多封来往信函、数千次电话修正记录,《中华内科学》凝聚了邵丙扬对医学的无限热爱。他一个字、一个字地抠,一次又一次地电话请教内科新建学科的年轻专家。他与老伴儿冯克燕探讨,经常因为观点不同,三更半夜他们老俩各自搬出高高的一摞医学书据理力争,有时还不欢而散:"明天再说!"

1 800多个日日夜夜,五个年头儿的春夏秋冬,邵丙扬皓首穷经、呕心沥血,850万字的《中华内科学》于1999年正式出版,并获全国优秀科技图书一等奖。

此后,邵丙扬还担任《医学百科全书》《中国现代医学进展》的编委,曾编译多本德文内科学专著,并参加《德汉医学大词典》《汉德医学大词典》的编译工作,曾译 LENHARY(《诊断学》)及 SCHETTLER(《内科学》)"内分泌代谢篇"。先后发表论著译述等100多万字。

"无私的奉献精神、渊博的医学学识、高尚的医德医风、正直的人格魅力。"著名外科学家裘法祖在邵丙扬90华诞时为他书写了这份生日贺礼。邵丙扬,这位学问一流的大家,儒雅睿智得令人肃然起敬。也许这份儒雅需要的是个人学识和涵养,而当今最应该传承的也正是邵丙扬精深的学识、高远的胸怀、博爱的心境。

(作者:蔡敏)

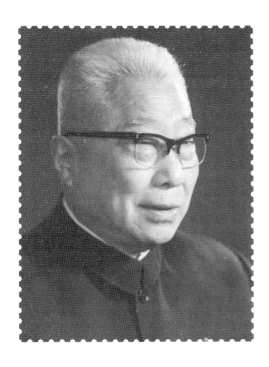

黄云樵：

行医济世，杏林春满

许多医学界人士都还记得，20世纪80年代，武汉有一位高寿的老中医，直到晚年还在为患者解除疾病痛苦。他，就是黄云樵老先生。

黄云樵从事中医工作七十余载，以解除民众疾苦为己任，在老百姓当中留下了极好的口碑。

从乡村走出的中医

黄云樵（1901—1990年），出生于汉阳县（现武汉市蔡甸区）玉贤镇班集村的一个中医世家。祖父黄章进和父亲黄秉成均为乡间医生，在当地颇有名气，并开了一间药铺名为"黄大生药铺"。黄云樵弟兄三人,齿居三,由于受到家庭环境的熏陶,黄云樵自幼对中医很有兴趣。

父亲黄秉成也希望儿子能够继承父业,于是在黄云樵 14 岁那年,把他送到汉阳县城关青石桥中药店当学徒,以期让儿子了解中药的性味、炮制,为他日后走上行医之路打下坚实的基础。

学徒期间,黄云樵果然不负众望,他刻苦钻研,迅速掌握了中药炮制的各种技艺。在这 3 年的学徒生涯中,他真实地感受到平民百姓处于病中的痛苦。

3 年学徒期满后,黄云樵已能独立应付各项业务。为了深造,他返回家乡,复读私塾,致力于古典文学。继而在其父辅导下攻读中医专业,对经典医籍、名家专著多有钻研。

1922 年,黄云樵随父见习临床,颇多心得。父亲决定让他打好文化基础,以便将来更好地学习古典医籍,又将他送到私塾读书。这一读就是4 年。

从私塾出来后,黄云樵就跟随父亲学医,白天在案旁侍诊,晚上还要在灯下苦读。历时五载,他不仅在临床上受到教益,还遍读了《医学三字经》《药性赋》《伤寒论》《金匮要略》《黄帝内经》《本草纲目》等医学经典及各家方书。经过多年的刻苦学习,黄云樵从理论到临床都打下了坚实的基础,对日后从医起到了重要的作用。

黄云樵正式走上从医之路,始于侍诊期间的一个偶然机会。那天,黄父出诊未归,有患者家属前来延请。由于病情危急,黄云樵在家人的鼓励下第一次背着药箱替父出诊。第二天患者家属特地上门感谢,说经其医治,患者的高烧已退,且能进食。几天后患者彻底康复。此事被乡邻们广为传播:黄家又出了一位医生。而"初战告捷"的黄云樵,也更加坚定了行医济世的信念。

1926 年,黄云樵只身来到汉口,报名参加当时汉口卫生局的中医师执业考试,顺利地获得了开业执照,随即转迁汉口自行开业。在汉口立足之后,黄云樵不仅经常利用闲暇时间与同仁们切磋技艺,还时常参加一些义诊活动。1928 年,黄云樵和名医谢汇东合办中医学校,培育中医人才。次年,国民党中央卫生委员会企图取缔中医,提出《废除旧医以扫除医药卫生之障碍案》,并明令取消中医中药,引起全国各地中医、中药工作者强烈反对。黄云樵积极投入此项斗争,奔走宁汉之间,深受同仁赞誉。渐渐地,黄云樵在同行中有了名气,并且深得一些医学前辈的赏识。

颠沛流离之路

黄云樵青壮年时期,中国处于极度动荡不安的时局。当时的社会现实既给他的人生带来了艰难坎坷,也给他提供了为社会为民众做贡献的机会。

抗战初期,作为全国抗日救亡运动中心的武汉,频繁遭到日本飞机的轰炸,有许多市民被炸伤。作为医生,黄云樵不忍心看到自己的同胞流血不止的惨状,于是与一代名医冉雪峰共同发起成立了以冉雪峰任队长、黄云樵任副队长的救护队,为受伤群众包扎治疗,提供义诊。虽然自己的生活比较拮据,但他仍乐此不疲。

武汉沦陷前夕,黄云樵迁居宜昌。当时宜昌人口骤增,大量难民准备入川,沿途的卫生、生活条件极端恶劣,造成宜昌地区瘟疫流行。黄云樵从早到晚都忙于应诊,积极投入抗疫工作。黄云樵精心研制的中医配方,对治疗大量的时疫病疗效卓著,从而使他名声大噪,每日门诊百人以上。黄云樵高超的医技与高尚的医德,深受患者和同道的赞赏,不久,他被推举为宜昌地区中医公会理事长。

1940 年,宜昌沦陷,黄云樵举家步行经巴东、三斗坪等地逃到四川。在三斗坪夜宿时遭到土匪的抢劫,劫后余生到达万县(现重庆市万州区),此后一段时间就在万县、重庆两地行医度日。尽管自身的处境也很艰难,但他在为患者治病时不仅经常不收钱,还把点滴结余送给患者。

1945 年抗战胜利后,黄云樵回到武汉。由于武汉频遭浩劫,卫生防疫之事无人过问,以致天花流行,儿童相继染疫,夭折甚多。为此他日夜应诊,积极投入防治天花病的斗争。不少人在他的医治下得以存活。此时,逃离武汉的中医同道相继返汉,在筹划汉口中医公会的过程中,他热情赞助,奔走不暇,被推选为公会常务理事。就像他行医治病一样,黄云樵对中医公会的社会工作也是恪尽职守。他发现有些中医师尽管没有学历,但却不乏真才实学,于是果断地为这些人签发了行医执照,其中有些医生后来成为武汉中医界名流。

倾心于中医事业

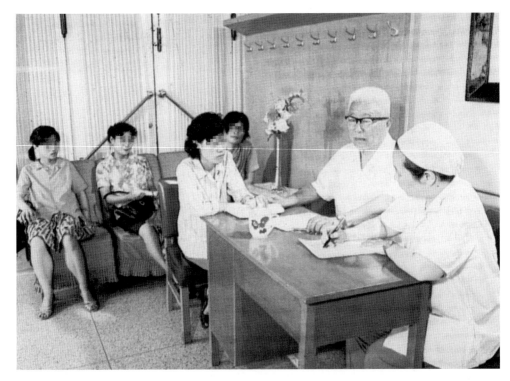

黄云樵（右二）在给患者问诊

对于黄云樵来说,早期行医完全是为了谋生,直到中华人民共和国成立后他才结束了颠沛流离的生活,真正过上了安定的日子。他时刻铭记着共产党给他带来了新的生活,因而全身心投入他所钟爱的中医事业。

黄云樵为复兴中医事业,培养接班人,带头发动中医、中药同道,组织运营大众中医联合诊所、寿尔康国药店,并担任医务主任一职。诊所医药结合,面向大众,同时还延聘了几位西医师、西药师,拟走中西医结合、研制中成药的道路。为解决中医事业后继乏人的现状,诊所举办中医、中药、针灸等多种专业培训班,经过培训的学员中,有的成为医院的业务骨干,有的成为医院的领导干部。

抗美援朝期间,美军在朝鲜北方和中国部分地区实施细菌战,黄云樵积极组织大众中医联合诊所的同道学习注射防疫技术,并走上街头进行宣传和义务预防注射,受到当时中南区和武汉市人民政府的表扬。为此,他还被选为武汉市江汉区第一届全国人民代表大会代表、中南五省卫生代表。1958 年,毛泽东同志在武汉体育馆接见在汉知识分子时,黄云樵便是其中一员。

1955 年,武汉医学院成立,经中南卫生部推荐,黄云樵被调到武汉医学院附属第二医院,参与组建中医科并担任第一任中医科主任。此后一直到1986 年退休,他全身心投入中医学事业中去,并取得了很大的成就。

在他治愈的无数患者中,有些病例极为罕见。其中一例是一名 34 岁的初孕妇女,妊娠 3 个月合并子宫肌瘤,入院保胎。初始发现时肌瘤只有鸭蛋大,一段时间后患者下腹剧痛,肌瘤迅速长大,医生诊断为妊娠期子宫肌瘤变性,决定手术治疗。手术治疗要终止妊娠,考虑到孕妇年龄偏大,改用中医保守治疗。在服用黄云樵开出的中药后,孕妇的腹痛明显减轻。持续服药,孕妇的剧痛再未发作,肌瘤亦未长大。直到妊娠 8 个月,因胎儿宫内窒息,行剖宫产并将子宫肌瘤切除。新生儿发育正常,术后母婴状况良好。

黄云樵的医术属于家传,业务面较宽。他不仅擅长内、妇、儿科,尤其以治疗妇女不孕症和妇科杂症闻名。此外,他对治疗内科疑难杂症如骨结核、支气管哮喘和血管性头痛等也有独到的治法和效果。有一名刘姓患者,患哮喘二十余年,每年冬季发作较甚,经常口服或静脉注射氨茶碱,但只能暂时控制病情。求医至黄云樵门下,黄云樵用自己配制的哮喘麻附汤 3 剂,患者服药后有燥热感,恶心欲吐,但哮喘稍减,又服 3 剂,半年未发哮喘。一年后不慎受凉后复发,仍服原药治愈。另一名吴姓患者,有长达 15 年的哮喘史,也是经过黄云樵之手治愈。

尽管如此,黄云樵从不执一家之见,而是提倡博采众长、集各家之精华形成自己的风格。他认为:治病首先应分辨阴阳、气血,气血乃人之根本,贵在调理气血,气血和则治,逆则病。所以,他在处方中常以四君子汤为主,随症加减化裁,变化无穷。由黄云樵开出的处方,在一般行医人眼里看似平淡,似曾相识,但用后确实收到立竿见影的疗效。因而求医者络绎不绝。尤其是中华人民共和国成立后的几十年中,同济医院为其提供了施展才华的场所,他数十年如一日坚持门诊,使其临床经验更加丰富。由于其理论精湛,经验丰富,他于 1980 年晋升为副主任医师;1984 年升为主任医师。

黄云樵从事中医工作 60 余年,撰有医论、医话、病案多篇,先后在各地医刊、学报发表交流十多篇,其余均由其子——黄诚文协助整理。他热心中医教学,讲求实效,以辩证法为教学指导思想。黄云樵常说:"有了正确的理论,还要如何把它运用到临床上去,这很重要。强调继承前人的东西,要做到学古而不泥古,学古人之法,不拘于古人之方。"并指出:"时有春夏秋冬之分,天有旦夕昼夜之别,地有南北东西之异,域有高下平原之差,故临症时应因人、因时、因地制宜,不可用死方治活病。"对阴阳学说,常引《黄帝内经》之论:"凡阴阳之要,阳秘乃固。人生之气当以补阳为主;难得而易失者为阳,既失而难复者亦为阳,阳气盛则百病可除"。对诊治妇科病,倡"妇人以血为主,血和病自除;调经肝为先,疏肝经自调",盖取其肝主藏血,肝主疏泄之义。黄云樵的学术观点和诊疗经验都有独到之处。

奉献余热而后已

1978 年,中共十一届三中全会后,黄云樵积极投入医事改革,不顾八旬高龄,四处奔走,激励中医同道为改革中医中药贡献力量。1981 年,黄云樵在他八十寿辰时赋诗一首,表达内心感慨:

> 百里周郎祝蝦来,八旬寿考庆和谐。
> 丹心妙手春常在,鹤发童颜志不衰。
> 道德文章堪济世,功名得失笑忘怀。
> 杏林此日花如锦,愿与先生共剪裁。

1985 年,黄云樵光荣地加入中国共产党,受到更大鼓舞。1986 年,他仍想为振兴祖国医学事业多做一些事情,倡导和组织成立湖北省名老中医药咨询服务中心,得到省、市领导的大力支持和广大群众的欢迎,还被推选为理事长。中心开办名老中医门诊,经费不足他自己带头捐献。为了收集名老中医的学术经验,他组织成立编辑部,征集中医论文、医话、治案等 400余篇,于 1986 年出版《湖北省名老中医经验集》第一辑,受到广大读者的欢迎。他不顾 80 多岁高龄,坚持整天应诊,直至仙逝前仍为名老中医门诊尽力。

临到晚年,黄云樵先生没有把自己毕生的医学经验作为"私有财产"保守在大脑里,而是将其整理出来,先后在《武汉医学院学报》《新中医》《湖北卫生》等期刊和学术年会上发表了多篇论文,内容涉及治疗崩漏的经验、中医治疗子宫脱垂等,以便让终身所学在自己身后造福于民造福于社会。在编撰《千金妙方》一书时,他无偿地献出验方,供同仁们参考。

黄云樵一生乐善好施,经常参加各种捐献活动。在湖北省一教育奖励基金会成立时,他率先捐献 1 000 元。而他自己的生活一直都很俭朴,去世后除留给子女几柜子医书外,未留下任何钱物。

黄云樵于 1990 年病逝。他一身清白而来,两袖清风而去,但他留给后人的医术医德,将作为精神财富历久弥香,滋润着后来的人们。

（作者：邓先海）

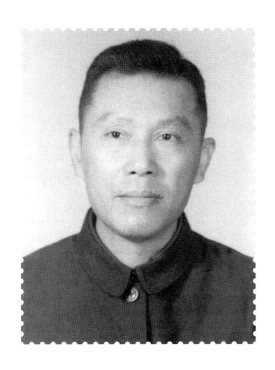

童尔昌：
儿外先驱，仁心育人

　　淡泊名利，默默奉献，真诚为人，童尔昌始终用自己崇高的人格、忘我的境界、高超的水平，辛勤地耕耘着，无欲无求。童尔昌为我国培养了一批又一批优秀的小儿外科（俗称"儿外"）人才，他们中的很多人都已成为著名的小儿外科专家。

锐意开拓

　　1921年，童尔昌出生在浙江宁波，1945年毕业于同济医学院。年轻的他就立志"学医救国"，挽救更多的生命。怀着满腔的热忱，他奋发努力、锐意进取，很快成为一名基础理论扎实、见识颇广的外科青年医师。

1949 年以前的中国没有小儿外科，主要诊治儿内科疾病，小儿的手术都由成人外科完成，并发症发生率、死亡率均较高。一次，一名患儿急腹症需紧急手术，由于成人外科医生对儿童手术的不熟练，造成了后遗症，这让童尔昌深深地意识到小儿外科专科创立迫在眉睫。1950 年 8 月第一届全国卫生工作会议的召开为小儿外科专科的创立拉开了帷幕。为祖国医疗事业的发展，国内涌现了一批立志从事小儿外科的中青年外科医师，童尔昌也毅然选择刚刚起步的小儿外科，在裘法祖的支持下，童尔昌较早在同济医院成立了小儿外科专科。

由于当时受国外技术的封锁，很多器械国内根本无法生产，小儿专用麻醉器械、手术器械相当缺乏，业务开展受到了很大限制，童尔昌就动脑筋想办法，找代用品自己改制器械。儿童病情变化快、病种多，同期技术水平与成人外科相比有很大差距，专科医生又十分短缺，无论是人才还是技术都需要迅速发展。面对有限的条件、重重的困难，作为小儿外科主任的童尔昌没有退缩，凭着对医学事业高度的责任感，他始终踏踏实实地勤奋学习和工作着。他经常说："不能怕困难，没有人走过的路，更需要人去走。"通过他不懈的努力，同济医院小儿外科各项工作终于走向正轨，很快显示出了良好的效果，小儿外科作为一个专业迈开了它成长的步伐。

"努力不负后人，成功不必在我。"他认为，推进小儿外科的发展，提高年轻一代小儿外科医生的素质，要致力于基础理论研究。童尔昌拼命挤时间，顽强拼搏，从早到晚跟时间赛跑，经常是早上班晚下班，几乎放弃了节假日和休息日，查找文献，翻阅图书资料。他带领小儿外科的医生们在"小儿肠梗阻的液体和电解质平衡""肠套叠的发病机制——解剖因素的探讨"和"新生儿直肠肛管的外科解剖"等方面取得了一定的研究成果。在先天性巨结肠的研究方面，他勇于创新，花费了不少精力，建立实验室，设立小儿外科巨结肠门诊。他组织开展的先天性巨结肠组织化学检查在国内许多单位推广应用，得到了一致好评。

谈起这些,大家回忆说:"这都是童尔昌教授搞起来的,他的思想总是走在我们前头。"他带领的"中西医结合治疗先天性巨结肠症"的研究成果获原卫生部重大科技成果乙等荣誉奖,并在国际小儿外科学术会议上进行交流,当国内外的专家握住他的手,称赞研究成果时,他无比激动和自豪。

爱心如炽

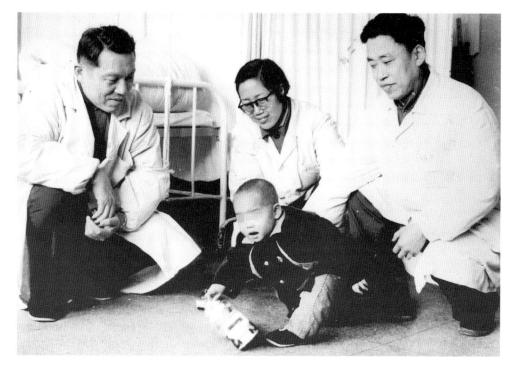

童尔昌(左一)查房

手术室里气氛紧张,听到的只是急促的呼吸声和剪刀、钳子的轻轻碰撞声,看到的是口罩后面那汗涔涔的面孔和一双凝神专注的眼睛。执刀几十载,慕名求医的患儿络绎不绝,童尔昌用自己精湛的医术,挽救了无数患儿的生命,创造了一个又一个的奇迹,赢得了广大群众和同行们的尊敬。看着小患儿又重新有了往日的欢笑,他无比满足,一切的付出都是值得的。

童尔昌视患者如亲人,对患者一视同仁,将患者称为小弟弟、小妹妹,而小患者亲切地称他为童爷爷。一位 10 岁的患儿,由于患巨结肠,两周未排大便,干结的大便在肛门口就是排不出来,非常痛苦,用开塞露和洗肠都无济于事,年迈的童尔昌趴在床边为患儿掏大便,一点儿一点儿将大便取出,感动了在场所有的人。

他处处为患者着想,经常把自己的工资拿出来帮助经济困难的患儿,捐赠生活用品、玩具和生活费,甚至部分医疗费。许多家长离院时热泪盈眶地向他道谢。他常说:"想方设法为患儿解除痛苦,这是我作为一位医生义不容辞的责任。"他的工作日程表上总是排得满满的,年近古稀时还坚持每周一次出门诊和教学查房。由于小儿病情发展较快,又不会主诉,也不配合检查,这需要医务人员有更多的爱心、耐心和责任心,在诊治过程中要更细致地观察病情变化,绝对马虎不得。他曾风趣地说:"小儿外科嘛,就是要'小气',输液用药都要精打细算,要严格按照千克体重来计算。"他的学生常说:"跟老师查房简直就是一种享受,他扎实的医学基础、渊博的学识、精湛的医术、严谨的作风真是让人受益匪浅啊!"

埋头苦干

岁月流逝,风霜吹打,童尔昌的脸上已经被划出一道道皱纹,头上染上了一丝丝银发。但他始终精神矍铄,信心百倍。工作非常繁重的同时,他还承担了各类学会任职,主持和组织过多次全国性学术会议,出席会议的中外专家对他的组织才能给予高度评价。1964 年,童尔昌发起并负责编辑全国第一本小儿外科学术杂志——《武汉医学杂志小儿外科附刊》;1981年,童尔昌任《中华小儿外科杂志》总编辑。武汉素有"火炉"之称,在当时夏天又没有空调,人们都选择户外纳凉,只有童尔昌汗流浃背地在书房里认真审着作者的来稿,有一次被他的学生撞见,问老师为什么还不休息,他笑笑说:"不行啊,这么多稿件,不抓紧审阅会影响杂志社按时出刊,绝对不能拖啊!"

《中华小儿外科杂志》是童尔昌毕生的心血,时刻关心专业发展的他一直到病重前,仍以严谨的科学态度,高度负责的精神认真对待每一篇来稿,一丝不苟地审阅稿件。就是这种执着,以及他二十多年的呕心沥血、全身心地投入,让杂志社会影响力不断扩大,声誉鹊起,全国各地的中青年编委辈出,这让年轻的小儿外科更加朝气蓬勃,为中国小儿外科事业的发展奠定了坚实的基础。

诲人不倦

在人才培养上,不论是本院医生、进修医生还是学生,他都严格要求,身教言教,让他们沿着知识的阶梯拾级而上,从选题、设计、资料收集和整理到撰写论文,他既放手让年轻人自己干,又指导解难。他要求研究生重视临床工作,同时尽力培养和锻炼科研能力。他再三强调小儿外科是一个年轻的学科,要想发展,需要更多的理解和奉献。

在学生的记忆里,童尔昌就是一本渊博的大书,有时学生疏于记忆的知识细节,他都信手拈来,令人惊叹不已。当科研工作遇到瓶颈时,他总会想出多个解决办法,令人折服。对待自己的学生,他既是一位严师,也是一位慈父。他不仅在生活上给予他们无微不至的关怀,在事业上更是甘当人梯,努力给年轻的医生创造机会,让他们能够有更宽广的发展空间,希望年轻人尽快成长,他常说:"小儿外科的发展要靠年轻的一代。"童尔昌把自己多年总结的临床实践经验,写成医学著作十余部,主编了我国第一部小儿外科手术学专著——《小儿外科手术学》,1978 年由人民卫生出版社出版。

何谓良医?"良医三善":具有高尚的操守,不贪图名利;具有精湛的技艺,能妙手回春;具有自己的学术思想,能著书立说。童尔昌用自己的一生完美演绎了一个医者的最高境界。

（作者:吴皑琛）

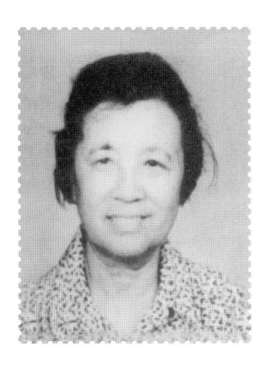

蔡桂茹：
让妇科肿瘤
治疗引领世界

"做一名合格的共产党员,当一名合格的医生,尽心尽力地为患者服务,让更多的人免受病痛之苦。" 从事妇产科工作 50 余年,蔡桂茹教授奉献了自己的毕生完成了这一心愿。她是我国妇产科多种复杂疾病诊疗指南主要制定者之一,推动了我国妇科肿瘤领域的发展,先后为我国培养了一大批妇产科专业人才,我国著名妇科肿瘤专家——马丁院士正是她的高徒。

接力深耕妇科癌症

20 世纪 40 年代,我国的宫颈癌、卵巢癌发病率很高。中国第一代妇产科先驱和领军人、同济医院金问淇教授率先开展了妇科癌症的研究,之后又率先开展宫颈癌根治手术。1957 年,医院还开创性地进行宫颈癌的筛查防治。

20 世纪 80 年代,蔡桂茹教授也成为全国最早开展妇科肿瘤手术治疗的专家之一,门诊、病房、手术室,一刻不停,面对一个个面露痛苦的女患者,蔡教授埋头苦干,内心却在流泪。

那时,马丁院士还是未谙世事的年轻学生,跟着导师蔡桂茹教授上门诊、做手术。他回忆那段刻骨铭心的经历,深感同济前辈的重任:"常常看到的都是已经挨到了癌症晚期不得不来看病的农村妇女,记得那时转诊到我们医院的晚期宫颈癌患者特别特别多,候诊室的长椅下常常是一摊血、一摊水,老远都能闻到异味,再看看患者,个个被病痛折磨得不成人形,我的老师们只能是尽力去手术,虽然明知道手术效果极其有限……"

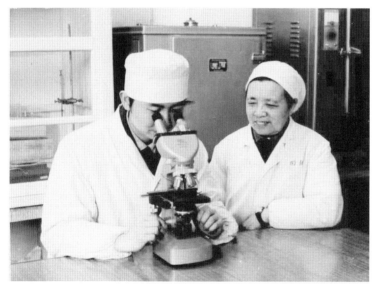

蔡桂茹(右一)指导学生

在蔡桂茹的带领和影响下,同济医院妇产科几代人以攻克妇科肿瘤为研究目标,实现了一个又一个的突破,在宫颈癌和卵巢癌的治疗领域取得了引领世界的突出成果。

无私奉献善待患者

蔡桂茹对待患者就像亲人,甚至胜过亲人,谁来看病,她都热情接待,精心诊治。特别是对远道而来或家庭有困难的患者,她更加关心,能一次解决的,决不让患者跑第二次。

为了让外地患者看了病早日返回,减少在外的开销和不便,她往往陪着患者上楼下楼,做检查、做化验。"我累点儿不要紧,患者来看一次病可不容易呀!"妇产科患者越来越多,专家门诊量也不断增加,常常,当别人已吃过午饭了,她却还在诊室里忙着……

蔡桂茹是我国首批被批准的硕士研究生导师。1987年,她又被批准为博士生导师。为了给国家培养高级医学人才,她辛勤而严谨,严格又精心。

当年,得知马丁选择了妇产科,求贤若渴的蔡桂茹如获至宝:"马丁的基本功太扎实了,我国妇产科太需要这样的人。"她深感知识的重要,更知人才的宝贵。为此,她倾心尽力地育人:科室里的同志写出了论文,请她给予指导,她从不推托,就是再忙,也要戴上老花镜逐字逐句地修改;反复研究、论证,精心为研究生确定课题,让研究生掌握最先进的知识和技术;细致地指导研究生的实验和研究,帮助他们攻克难关。

公私分明,严于律己,淡泊名利,从不谋取个人利益,这是同事们对蔡桂茹的一贯评价。她为许多患者解除了病痛,有的患者出于感激想表达谢意,可蔡桂茹从来都是婉言拒绝。

有一次,一名干部得知蔡桂茹的孩子要工作了,主动上门提出给予照顾,并保证一定安排满意。蔡桂茹却说:"孩子们的工作,听从国家的安排,孩子的前途,由他们自己去创造,我和老伴儿虽然都是教授,但不能成为孩子的靠山,更不能用自己的声望去谋孩子的私利。"在公与私、个人与集体的关系上,蔡桂茹就这样不止一次真实地表现了老一辈知识分子那纯正崇高的品格。

为党的事业奋斗

1984 年，蔡桂茹光荣地加入了中国共产党，实现了追求多年的愿望。高兴、欣慰之余，她回顾了自己走过的路。她体会到，共产党员，不仅仅是一个光荣的称号，共产党员的价值在于全心全意为人民服务，在于处处表现出来的先锋模范作用。

多年来，党对知识分子的尊重、关怀、培养和信任，蔡桂茹铭记在心，为党的事业奋斗，也就成了她的真诚心愿。

每月一次的总查房，她都事先找好病例，查阅大量资料，查房时详细讲授，为的是让医生们多学到知识；当听说本科生很少能听到老教授讲课，她主动请求，认真备课，第一个执教在五尺讲坛。

70 高龄时，虽患青光眼，但她仍常常工作到凌晨，为的是让青年学子尽快成才。

50 多个春秋寒暑，蔡桂茹一步一个脚印地走过了人生的辉煌之路：中华医学会湖北分会（现湖北省医学会）常务理事，湖北和武汉妇产科学会执行委员、名誉主任委员，湖北省医疗事故鉴定委员会副主任委员，全国妇科肿瘤学组常委，湖北省政协六届常委，这些职务，是她耕耘学术领域的见证；《妇产科临床手册》《妇产科床问题解答》《卵巢恶性肿瘤》《实用儿童与青年妇科学》等 13 册 200 多万字的主编教材、学术专著，以及《德汉医学词汇》《中国医学百科全书·小儿外科分卷》《生殖免疫学》等著作的出版，记述了她渊博的学识和丰富的经验；国内 7 种专业杂志的顾问、副主编、常务编委、编委，她每年要审稿 100 多篇，也书写着她对"生命事业"的奉献……

蔡桂茹一生热爱祖国，热爱医学事业，她用一生践诺了一名共产党员医生的心愿。一个人的心愿，只有与人民的需要相结合，与社会的进步相融合，才是高尚的心愿，这样的人，也才是高尚的人。

（作者：李韵熙）

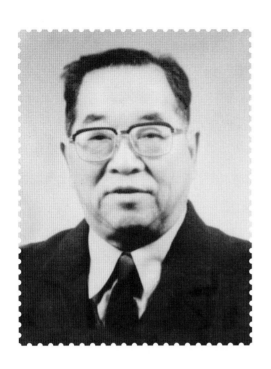

王泰仪：

灵魂之问让更多人免截肢之苦

1958 年 1 月，中国第一例人工塑料关节手术在同济医院成功完成，患者术后恢复良好。

作为该塑料关节的研制者和应用者，王泰仪自此开启了在人工关节领域三十多年的征程，为人工关节技术在我国的开展做出了重要贡献，是我国人工关节领域的开拓者之一。

"做截肢手术就算尽到了责任吗？"

1957 年，是 33 岁的王泰仪从中南同济医学院毕业后，留校从事外科临床、教学、科研工作的第 7 年。这年冬天，他所在的病房收治了一位患肩部巨大肿瘤三年的女性。这位 21 岁的患者是制绳工人,入院后被诊断为右肱骨上肢良性软骨母细胞瘤。

对于这种范围较大的四肢骨骼良性肿瘤,当时常用的治疗方法是截肢手术或截除肿瘤段骨骼并施行大块骨移植术。截肢会给患者带来终身残疾。大块骨移植术虽然保留了肢体,但术后骨骼替代过程长达数年,且并发症较多,容易失败,且长时间的外固定使关节功能丧失,给患者带来生活及工作上的困难。

根据以往的经验,王泰仪决定为这名女青年做截肢手术。当王泰仪将治疗意见告诉患者时,她坚决不同意截肢,哭着求王泰仪:"千万别去掉我的膀子啊!"

她撕心裂肺的哭声让王泰仪的思绪翻腾起来。他在日记里写道:"难道我们对巨大肿瘤的治疗就止于截肢吗?做了截肢手术就算尽到医生责任了吗?"

从实践中闯出新路

可是不截肢,又有什么办法呢?

如果能发明一种人造肩关节,用来替代女青年被肿瘤破坏的骨骼和关节,让她在截除一部分肱骨后能保留肢体,还能在短时间内恢复部分功能,那就太好了。这个新想法让王泰仪看到了希望。

但人造骨骼当时我国从未做过,设备,没有!资料,只有国外医学杂志上的几张人工股骨头拍片。用的是什么材料,什么成型技术,植入人体时有什么注意事项,有没有什么并发症,该如何处理,一概不知。

经过反复的思索和讨论,王泰仪从胸外科的胸膜外填球、骨科的髋臼帽、脑外科的颅骨板等塑料医用品中得到启示,试着用聚甲基丙烯酸甲酯(俗称"牙托粉",时称"塑料"),以及牙托水来做人工关节。该材料聚合作用结束后不吸水、不溶于水,在血液及组织液的环境中性质稳定,抗腐蚀性强、耐磨性好,置入人体内后无特殊不良反应,是一种值得选用的材料。

自己制造一个塑料关节,完全是新的尝试,会遇到很多困难。可是,困难吓不倒,挫折难不倒,王泰仪决心迎难而上。"一定要从实践中闯出制造人工关节的新路。"他在日记里写道。

好在王泰仪本就特别喜欢捣鼓钻研,他思维细密睿智、动手能力独到娴熟,家里的家具、沙发套、靠垫,都出自他的手。"既然有人发明了假牙,那我也应该能做人工关节。"他对家人说道。没有资料,就自己动手,用真实骨骼翻制石膏模型,再从实践中逐步摸索;没有设备,就因陋就简,因地制宜,用土办法上马。终于,第一个人工塑料关节试验成功了,是为那名害怕截肢、害怕终身残疾而丧失劳动力的女青年量身定制的人工塑料肩关节。

1958 年 1 月,王泰仪为那名女青年截除了肱骨上二分之一段,并将费尽千辛万苦制作的塑料关节成功植入到她左肩上。术后患者恢复顺利,3 周后开始锻炼,2 个月后即能做家务劳动,3 个月后恢复原来的制绳工作。16 年后,王泰仪去回访,看见她在田里劳动,肿瘤无复发,患肢无疼痛、无萎缩、握力正常,甚至能提 60 斤重物,仍是家中强劳动力。

继续攻关其他关节

人工塑料肩关节的研制及应用成功让王泰仪及团队备受鼓舞,塑料既然能做肩关节,那做四肢其他关节是不是也可以呢?

之后的十几年间,王泰仪和团队继续研究人工塑料关节及其替代术,包括肘关节、髋关节、膝关节等。至 1974 年 6 月,王泰仪团队共施行了人工塑料关节替换术 46 例,包括肩关节 8 例,肘关节 2 例,髋关节 13 例,膝关节 23 例。手术后 4 年以上者 22 例,除 4 例失去联系外,王泰仪对其余 18 例患者都进行了 4 ~ 16 年的随访。随访结果显示,大部分接受人工塑料关节替代术的患者均获得生活上的完全自理,有些患者能从事轻体力工作,有些患者甚至能继续从事原来的体力劳动。

在这 46 例临床应用过程中,为了减少一些特异并发症的发生,王泰仪不断总结经验,持续改进和完善材料、设计、操作工艺,如将最开始的 2 号牙托粉改为 0 号牙托粉,降低术后并发症;调整牙托水与牙托粉的比例,在不影响聚合过程的前提下,争取降低牙托粉比例,以减少牙托粉中催化剂对聚合物质量的影响;将人工骨与主骨之间的固定轴由单髓内针改为梅花型双髓内针咬合在一起,以加强固定轴的坚固性,延长塑料关节的使用寿命等。

为了让更多患者免受大块骨移植或截肢之苦,他将这 46 例患者的临床经验及 16 年来的随访观察整理成文,以《人工塑料关节》为题发表在《中华医学杂志》1975 年第 2 期上,供全国同行参考,在国内外业界引起强烈反响。全文近万字,详细记录了手术切口及径路的选择、截除骨骼肿瘤段时的注意事项、术后常见并发症类型及处理方式、人工关节模型图文说明、临床应用中的心得体会等。文中,王泰仪强调,人工塑料关节替代术后如发生感染,在治疗上是相当困难的,常被迫截肢。因此,在决定应用人工塑料关节替代前,必须首先考虑常用的骨科手术,只有在不能施行常用骨科手术时,为了避免大块骨移植或截肢,才是施行人工塑料关节替代术的适应证。

1975 年后,王泰仪及团队又进行了人工全肱骨、人工全股骨置换术,使塑料关节技术发展向前进了一步。

从塑料到复合型关节

20 世纪 70 年代中后期,人工关节的研究重点集中在髋关节,当时使用的人工股骨头通常是来自北京、上海、重庆当地工厂生产的金属股骨头。金属材质虽然机械强度高、冲击韧性好,但耐磨损方面以及与骨组织的亲和性方面均较差。非金属材质,如塑料、陶瓷和微晶玻璃等,虽然耐磨损,和骨组织的亲和性等性能比金属材质好,但脆性断裂是短期内难以解决的问题,人工塑料关节就出现过塑料骨骨折的情况。

在人工关节技术开创性研究上从未止步的王泰仪又开始思索,是否可以采用某种方法,发挥以上两种材质各自的优点,减少其缺点,研制成较为理想的人工髋关节呢?

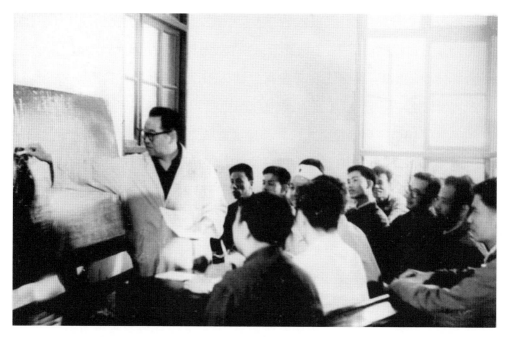

王泰仪（左一）给学生讲课

　　1981 年，他与武汉建材学院（现武汉理工大学）生物材料方向的专家合作，他们认为复合材料中的包层材料可以解决以上问题，包层材料是指以一种材质为基础在其表层包裹上一层其他的材质，在外力作用下两者无相对滑移。表层材料他们选择生物相容性好、耐磨损并具有一定机械强度的纯刚玉。基体金属材料选择的是可伐合金。

　　1983 年，纯刚玉 - 金属复合型人工髋关节研制成功，整体可承受 1 200 千克的压力，并对 103 例患者进行临床观察，没有发现假体松动、折断、破碎等问题，成功率 100%，完全满足当时医学上的要求，是一种较为理想的新型人工股骨头。1985 年 2 月，该成果获湖北省科技进步奖一等奖，1985 年 12 月，获国家技术发明奖三等奖。

　　生物医学工程方面，除上述人工关节研制外，王泰仪还主持和参与了多项科研应用，并取得重大成果。在他的带领下，同济医院骨科处于当时学术界的发展前沿，使得同济医院骨科的医疗、教学、科研水平始终走在全国前列。如 "载抗癌药物骨水泥治疗恶性骨肿瘤的实验研究及应用" 荣获 1991

年国家科委第六届全国发明展览会银牌奖,湖北省科学技术奖二等奖。"庆大霉素-PMMA链珠的研制与应用""RFP陶瓷人工骨核治疗骨结核研究""骨恶性肿瘤的非截肢疗法"等科研成果达到国内先进水平,获国家技术发明家奖、银质奖以及湖北省、武汉市级多项科研奖,并在全国推广,提高了骨结核的治愈率,很大程度提高了广大骨结核和骨肿瘤患者的生活质量。

王泰仪于2008年病逝。他一生勇于探索、不断创新,把毕生精力奉献给了祖国的医学卫生事业,为我国骨科事业的发展,特别是湖北省骨科的发展和壮大做出了卓越的贡献,在全国骨科学界享有崇高的声誉。

（作者：谢雪娇）

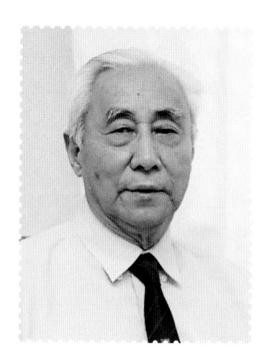

郝连杰：
潜研三年揭
中国丁肝之谜

　　7 年间，他领导完成并通过认定的科研成果 11 项，其中 1 项达世界先进水平，22 项（次）获得国家、部、省市级成果奖；他培养了 14 名研究生，有的被破格提拔为教授；撰写或经他修改后发表的学术论文 140 余篇，德国、美国、意大利的一些重要学术刊物上记载着他的名字——郝连杰。

　　这累累硕果，对于当年已近七旬的郝连杰来说似乎来得晚了些。但这收获记录着他在传染病学领域数十年的奋斗。

从陋室起步

20 世纪 70 年代初,一种可怕的传染病在湖北沔阳、洪湖、天门等地乡村蔓延。患者多是青壮年,发病初期症状酷似感冒,但很快出现发热、头痛、少尿以至全身出血死亡。对这种定名为流行性出血热的传染病,当时既无经验,也无有效的治疗方法,病死率达 25% 以上。从事传染病教学和医疗工作多年的郝连杰没日没夜地四处会诊、抢救危重患者,湖北荆州地区 10多个县的水利工地、农村都留下他的足迹。他救活了不少濒死者,但也目睹不少人被病魔夺去了生命。郝连杰深知,对于如此凶险的疾病,关键在于早期预防与诊断,而这又有赖于发病机制的研究与揭示。于是,他在时任武汉医学院附属第二医院业务副院长钟瑞胜的支持下,找了一间堆放杂物的库房开始着手流行性出血热临床免疫的实验与研究。

一间数平方米的房间,晴天一片黑,雨天满屋滴答,地板一摇三晃,可毕竟来之不易,是一块"用武之地"啊!郝连杰和仅有的一名实验员开始了他们在这狭小天地里的征程。

为了获取更多的病例,郝连杰和助手打起背包住进了沔阳县人民医院(现仙桃市第一人民医院),白天看病、搜集标本、做试验,晚上整理资料。3个月后,他们带回一大包"素材"进行实验室研究。寒来暑往,一连三年,每当出血热发病高峰,他们下乡治病;疫情过后又一头扎进实验室对数以千计的资料着手分析。一篇篇有关流行性出血热免疫学研究的论文,凝结了他们 3 年的心血,开创了湖北省研究流行性出血热的新领域,他们率先建立血清总补体测定、E 玫瑰花结测定、血清免疫球蛋白测定、C3 测定等实验指标,并把这些运用于临床免疫功能的评价,这在当时是一项开创性工作。

具有科学眼光的时任武汉医学院附属第二医院院长周裕德、副院长钟瑞胜,对他们的研究给予了极大的支持,在调整科研用房及经费时,批给他们一个 200 平方米的实验室,还添置了低温冰箱、二氧化碳培养箱、荧光显微镜……使得一些兄弟实验室羡慕不已。

"我国免疫学研究要想进入世界水平,首先应该走出国门。" 这一愿望储存在郝连杰脑海中多年。1984 年,郝连杰作为访问学者赴德国海德堡大学考察。半年时间里,他没有星期天,也无心欣赏异国风光。查房、学术交流、参观实验室、交朋友。他不仅掌握了当时世界先进的免疫学动向与信息,而且与海德堡大学免疫研究所、热带病研究所建立了业务协作关系。回国后,他雄心勃勃地投入了新课题的实验与研究。新技术很快在这里开花结果。生物素 - 抗生物素免疫酶标技术的运用显著提高了乙型肝炎检测的敏感率。在国内率先将免疫转印技术运用于出血热病毒抗原的分析。1987年,"流行性出血热病毒抗原组分及其临床意义" 的课题通过认定,专家们认为,这一领先国内的成果对于揭示流行性出血热的发病机制,为寻求制备亚单位疫苗和血清学诊断提供了可靠资料,也使传染学的临床试验研究进入分子病毒学的新领域。国内病毒学界对一个普通的临床免疫研究室竟然能在分子病毒学领域取得这样的成果感到惊奇。于是,上海、北京、重庆等地一些国内知名的实验室纷纷派人来这里学习、取经。郝连杰和他的研究室声誉鹊起,为国内所瞩目。

揭开中国丁肝之谜

1977 年,又一种病毒性肝炎被意大利人发现,命名为丁型病毒性肝炎(以下简称 "丁肝"),这是比其他类型肝炎更为严重的肝脏疾病,丁肝病毒与乙肝病毒合并存在于肝组织内。它 "助纣为虐",使病变加重,以致在短期内迅速发展为肝硬化或导致死亡。在中国存不存在这种病毒? 如果存在,对人们的危害范围又有多大? 这些都还是未知。

国内一家研究机构曾提出过一份报道:丁肝病毒在中国人肝组织内未找到,在血清学调查分析中也只不过 2% 的可能性。世界丁肝首次发现者——意大利雷策托教授也曾对中国台湾的 80 份血清标本做过分析,检出率极低。因此,国内外大多数学者认为:中国丁肝病毒感染不足以构成威胁。

郝连杰和他的研究生张永源,似乎不满足于已成定论的结论。一个基本的事实不能不引起他们的思考:近年来一些被诊断为乙型病毒性肝炎(以下简称"乙肝")的患者采取传统的治疗方法往往迁延不愈,甚至迅速恶化,这会不会是另一种病毒在作祟?他们对国内外研究中国丁肝的资料作了分析,发现以往对中国丁肝的研究存在两个缺陷:一是注重血清学研究,而未着重从患者病肝组织,尤其是重症乙肝患者肝组织中去寻找;二是收集的标本受地域限制很大。因此无论从病例,还是地区,都不具代表性。他们决定从重症乙肝患者活体组织病理检测着手来揭开丁肝奥秘。

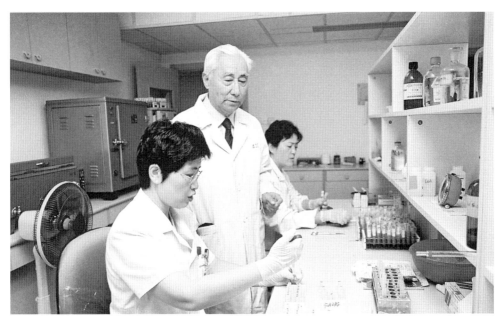

郝连杰(左二)指导学生开展课题研究

好不容易收集到 111 份肝组织标本,经过一年的潜心研究,发现丁肝病毒检出率达 8%。当这一结果在 1984 年底的全国病毒性肝炎研究会上宣布后,引起了全国传染病学界的重视,同时也引起了更激烈的争论。有人说,"即使有也不会有如此之高的感染率";有的坚持"丁肝只在少数民族聚居区有，中原地区不存在"；有的甚至怀疑检测技术的可靠性。

1986 年，张永源获得了去意大利进修的机会。郝连杰让他带着近 100 份蜡块标本来到世界丁肝发现者雷策托教授实验室重新检测，结论与国内检测完全符合，这一结果引起了雷策托教授的极大兴趣。他核对无误后，当即推荐给权威杂志发表，而后又选送到第 22 届欧洲肝病会议上宣读。为了最终揭开中国丁肝之谜，雷策托教授提供了万余份标本的检测试剂，让张永源带回中国，开展大规模丁肝调查。在郝连杰的主持下，他们立即着手对东起苏州西至兰州，南始广州北至丹东的 17 个省（自治区、直辖市）的肝炎患者进行丁肝病毒检测。通过 3 年的潜心研究，2 346 份肝活检标本提供的资料表明：中国丁肝病毒检出率为 10% 左右，在重症肝炎中竟然高达 16%。这一发现，不仅证实了严重威胁人们健康的丁肝病毒在我国确实存在，而且为有效地防治丁肝提供了科学依据。1989 年末，世界肝病学会副主席、亚太地区肝病学会主席奥库达教授在总结中特别指出：过去认为丁肝在中国少见，经武汉专家的努力研究，发现在中国也有较高的发病率，这不仅对中国的丁肝防治是一大贡献，也说明世界丁肝之谜正逐步被揭开。

奋力夺取"金牌"

人们把获取并完成国家攻关课题喻为夺取"金牌"。郝连杰和他带领的临床免疫研究室为实现国家科技攻关课题目标奋力拼搏。

我国是病毒性肝炎的高发区，郝连杰的攻坚目标是揭示病毒性肝炎免疫发病机制。郝连杰与助手们从各个方位向目标展开着进攻，肝内乙肝病毒抗原的研究、乙肝组织内单个核细胞与组织配型抗原研究、肝炎患者肝组织乙肝病毒 DNA 原位杂交研究、中国乙肝患者中丁肝病毒感染的研究。

不久，捷报连连传来。1988 年，"我国慢性乙肝合并丁肝感染的研究"通过认定，为国内领先水平。1989 年，"乙肝病毒前 S 蛋白研究"完成认定，为国际先进水平。同年，"急慢性乙肝患者肝内单核细胞和 HLA 抗原的研究"被认定为国内领先水平。1990 年,"肝病患者肝细胞 HBV、DNA 原位杂交研究"课题又属国内领先。不仅超额完成国家攻关课题,而且时间提前了一年多。原教委、原卫生部、湖北省及武汉市政府多次给予奖励,褒扬他们在乙肝免疫病理研究方面的贡献。

"攻关,所获得的不仅仅是成果,重要的是人才。"这是郝连杰最引为自豪的。一批科技新秀在郝连杰的指导下脱颖而出。35 岁的张永源,以其在丁肝研究中的突出成就而被破格提拔为副教授。胡克勤因为在乙肝表面抗原研究方面的发现被美国一所大学邀请去做这方面的深入研究,他的学术论文在《美国科学院学报》发表。只有初中文化程度的实验技术员李方和,在郝连杰的指导下,不仅发表了 20 余篇学术论文,而且取得多项国内领先水平的成果,他研制的过氧化物酶 - 抗过氧化物酶抗体复合物不但取代了进口产品,而且性能优良,为全国多家研究机构采用并获原卫生部成果推广奖,他本人还登上了大学讲台,给研究生讲课……

郝连杰又瞄准了下一个目标——丙型病毒性肝炎(以下简称"丙肝")。丙肝发现并正式得名于 1989 年,因感染丙肝病毒后难于早期发现,有人便怀疑它是导致肝癌的元凶,成为世界性的热门话题。当世界上还只有意大利、日本(与美国合作)的两个研究所尚在进行黑猩猩肝组织内丙肝病理研究时,同济医院临床免疫室就直接进入了人体肝组织的研究。丙肝病毒基因分析,乙、丙肝双重感染的研究也在国内先行起步。与此同时,分子生物学实验室、单克隆实验室也在郝连杰的操持下建立起来。因此,当国家"八五"期间重点投资进行"丙型和戊型肝炎的流行病学研究"时,郝连杰再次成为重点攻关课题的中标者之一。

人生能有几回搏? 郝连杰是科技战线一名不懈的拼搏者。

(作者:马先松)

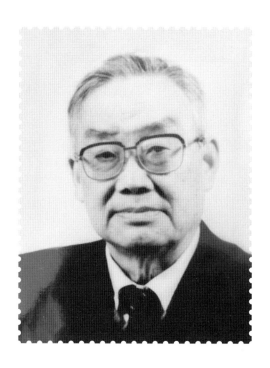

陈夏丰：
首个"吃螃蟹"的人是不容易的

2019年，是父亲陈夏丰100周年诞辰。为纪念父亲，同时也是想让子孙后辈知道他们曾有过这样优秀的祖辈，永远值得敬重、学习。特写下此文。

——题记

我的家乡是江苏常熟，是一个美丽富饶的地方。

祖父思想倾向革新，同时又具有传统道德观念，与祖母共生养了9个孩子，6男3女，其中一男一女因病不幸夭折，故养大成人的是5男2女。父亲生于1919年农历2月15日，是祖父母最年幼的儿子。

从私塾走向同济

　　父亲从小读私塾,因为当时家中舍不得把太小的孩子送出去读书,所以就请老师来家中教书,父亲的兄长们均是如此。到他时,请的启蒙老师是前清秀才,国学相当好,这使父亲获益颇多。可几年后,老师患病,经常停课,后来就返老家治病去了。于是祖父另请了一位老师来,这位老师在小学任教,只能利用课余时间来家中教书,除了语文外,也教数学。后来四伯父暑假回家,测试父亲的成绩不理想,就建议祖父送父亲去正规学校读书。后经四伯父在暑假对父亲"恶补"一番之后,父亲以同等学力参加考试,进入虞阳小学读五年级。父亲一进入学校就名列前茅。读了一年,因常和另一位同学争第一名而不愉快,四伯父又与孝友中学的老师商量,让父亲跳一级,以同等学力直接考入初中。曾听父亲说起,因为跳了一级,刚进初中时,被数学的"鸡兔同笼"搞得很头痛,经过一段时间的努力,终于适应。三年之后,四伯父又陪父亲去考取了同济附中(高中),毕业后直接考入同济医学院。因为跳了一级,所以父亲在他大学同班同学中,是年纪最小的一位。

　　父亲读大学期间正逢抗日战争爆发,那时随学校一起西迁至昆明、宜宾、李庄。记得曾听父亲说过,在昆明躲空袭时,因来不及跑防空洞,有同学刚才还在一起,一颗炸弹下来,就阴阳两隔了。他们那时读书,条件很艰苦,都是在煤油灯下读,吃得也简单,能吃饱肚子就不错了。父亲于1942年毕业,当时就在宜宾的同济大学医学院附设医院(1941—1946年)工作,任外科助教和住院医师。

受裘教授指派,学习胸外科

　　1951年,父亲参加了志愿军手术医疗队。抗美援朝,他请战的手书至今还被上海档案馆珍藏着。这期间他翻译了德国贝乐教授的名著——《绷带学》,由上海商务印书馆出版,该书对战时伤者救治具有重要的指导作用。父亲亦曾在同济医学院专门讲授了这门《绷带学》,而且在课堂上指导学生如何正确地进行包扎。理论联系实际,效果极佳。

1950年,裘法祖教授指派父亲学胸外科,聘请黄家驷教授为顾问教授。由于当时人力紧张,不能脱产进修,父亲就先利用一个月休假,跟黄教授在中山医院(现复旦大学附属中山医院)和上海红十字会医院(现复旦大学附属华山医院)学习,参加查房、参观手术,下午在病房学习术后处理等。黄教授还介绍父亲去中山医院病史室,从病历中学习各病种和各病例的处理方式,使父亲对专业知识有了进一步的认识。回院开始工作时,黄教授曾来做过两次支气管镜检查术的示范。第一例肺叶切除术是父亲于1951年在裘教授的协助下完成的,从此开建了同济医院的胸外科,并开展了支气管镜直接插入法、切肺治疗肺气肿、切肺治疗支气管扩张、肺结核的外科治疗等。

迁汉后创建心胸外科

1955年,父母随中南同济医学院及附属医院迁校到汉口。同济医院迁汉后,与武汉市结核病院建立了协作关系。父亲协助该院从无到有建立了胸外科,并兼任主任,帮助该院开展了支气管镜检查术、骨膜外塑胶球填充术、胸廓改形术、脏层胸膜剥脱术、肺叶切除术、全肺切除术等,治愈患者无数,成绩斐然,深获社会好评。同时,父亲也利用该基地培养了一批同济医院胸外科人才,当时同济胸科的医生如邹文彬、沈远仲、高尚志、黄唐、葛酉新等,都曾轮流去该院工作。我记忆里父亲每周都要去结核病院工作一两次。在20世纪50年代,肺结核有点类似现在的癌症,不易治愈。我的二伯父及他的四个女儿,均因结核而丧命。而我大舅那时也从昆明千里迢迢赶来武汉向父亲求治,父亲亲自给他做的手术,术后效果甚好。多年后,大舅见到我还说非常感谢父亲救治了他,等于救了他的一家。当时按照裘教授

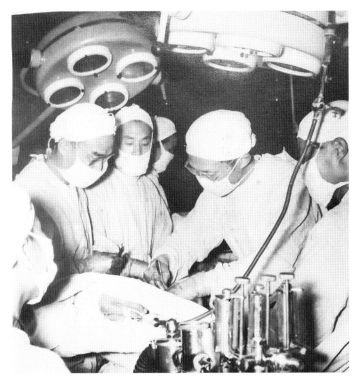

陈夏丰（二排左一）手术中

安排，同济医院以普通胸外科为主，武汉协和医院（现华中科技大学同济医学院附属协和医院）以心胸外科为主，据沈远仲教授说，武汉市第一例肺切除术正是父亲做的。万事开头难，第一个"吃螃蟹"的人是不容易的。

1961年，同济医院正式成立胸心外科，父亲是科主任，亦是创建者。1958年，湖北省卫生厅为了在全省开展心血管外科，筹设了全省的体外循环心脏直视手术领导小组，父亲与管汉屏教授、高有炳教授和姚震教授都是手术组成员，共同负责开展心脏直视手术，并向全省推广。父亲曾创新性使用肺A瓣交界扩张器做风湿性心脏病二尖瓣狭窄的二尖瓣交界分离，取得良好效果，并且在开展低温麻醉体外循环下心脏病直视手术治疗方面做出不少贡献。

是位好医生，更是位好党员

1959 年,父亲被派往德国某肿瘤医院进修,学习肿瘤的防治。1960 年,父亲加入中国共产党。

此后,父亲还承担了医院接待外宾的工作。他曾多次代表同济医院接待来自国内外的来宾参观访问,对介绍同济医院的发展成就和国内外医学交流等方面起到了良好的作用。记得那时,他每周都会拿回许多国外来信(主要是德国),在百忙之中还要抽时间一封封阅读并回复。1966 年初,父亲去洪湖与当地农民"三同"(同吃、同住、同劳动),医院临时有接待德国专家任务,因为当时派的翻译太年轻,不会翻译医学专业用语,便将父亲调回来陪同那两位德国专家。父亲曾多次作为国家代表成员前往德国参加学术会议,其中 1980 年在德国参加国际食管癌外科学术会议,在大会上宣读论文两篇,并全文载入德文专著《食管癌外科学》(1981 年版),是最早让外国人了解我国食管癌外科治疗状况和水平的珍贵文献。

作为外科医生,父亲工作非常忙碌,没有固定的休息时间。记得小时候经常是全家人等着他回来吃饭,因为手术延迟下班时间,晚归是经常的事。晚上也有急诊来叫,那时没有电话,半夜派人来叫,父亲总是随叫随到,过年、过节、休息日均如此。有时他会突然回来说,马上要出差,去外地会诊或手术等,把换洗衣服一拿,就马上出发。听母亲说,父亲年轻时还给患者输过血。有时特殊情况,患者在术中发生了变化,急需输血,而血库刚好没有这种血型的备血,父亲只要血型对,就挽起袖子说"输我的",一次 200ml。这种情况不止一次。

同济医院对父亲的评价是:我国外科界著名专家和前辈。他早在解放战争时期投身于我国的外科事业,并参加过抗美援朝医疗手术队。1951 年,在有关专家指导和支持下创建同济医院胸外科,是我国最早的胸外科创始人之一。在当时极其艰苦和困难的条件下,相继开展了一系列在中南地区乃至全国均有重要影响的胸外科手术，如：肺叶切除术、体外循环下心脏直视手术等，在肺结核、支气管扩张症、食管癌的外科治疗等方面做了大量开拓性工作，为中南地区，尤其是武汉市胸心外科的发展做出了重大贡献。

父亲曾担任同济医院胸外科主任，同济医院外科教研室副主任，武汉市结核病院胸外科主任，武汉市医学会胸外科学组组长等职。

父亲的讣告中这样写道：陈夏丰教授一生工作勤奋，兢兢业业，勤勤恳恳，医德高尚，技术精湛。对患者极端热忱，全心全意为患者服务，深受患者和各级医师的爱戴。他一贯治学严谨，一丝不苟，重视人才培养，教书育人，为人师表，注重对年轻医师的培养教育，培养了众多胸心外科杰出人才，可谓桃李满天下。他一生勤于治学，孜孜以求的敬业精神深受国内外外科界同道赞扬。

陈夏丰教授热爱中国共产党，1960 年入党以来，坚定忠实地执行党的路线、方针、政策，在任何时期都始终与党中央保持高度一致，为完成党的各项工作竭尽全力，他无愧于中国共产党党员这一光荣称号！

我想这就是对父亲一生最中肯的评价。

（作者：陈华）

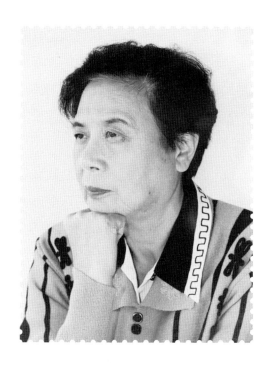

李鸣真：

让传统医学
成人类瑰宝

1984 年仲夏，一个命令传来——速调中药"抗炎 6 号"进京。作为这种新药的主要研制者，李鸣真也飞抵北京。途中她才得知，一位患者因肺部感染，加上昏迷、黄疸、腹水等病症长期用药致使体内菌群紊乱，连世界最先进的抗生素也不见效，生命垂危。

李鸣真详细了解患者病情，与特别会诊小组专家们一起制订治疗方案，在各路专家的协助下，"抗炎 6 号"片剂发挥了很好疗效，不久，患者的病情得到控制。

"抗炎 6 号"

从这以后，"抗炎 6 号"的名气就在国内传开了，李鸣真的名气自然也大了。这是浸透执着与艰辛，嵌着希望与失败，历经数十年的拼搏而获得的成就。

20 世纪 60 年代初，师从著名妇产科专家金问淇的李鸣真崭露头角。1962 年，她出席全国妇产科学术年会，会上宣读的《关于针刺治疗闭经几个问题探讨》的论文，立意新颖、见解独特，获得与会专家的好评。我国妇产科权威林巧稚激动地握住李鸣真的手，连声赞道："不错，不错，后生可畏，金问淇真是后继有人啊！"

李鸣真坦率说，当初领导通知她调到中医科，心里很不是滋味，她离不开金老师，她眷念自己的妇科前途，她对中医也是将信将疑。可想到党和国家一再强调中医的重要性，毛主席也发出"中国医药学是一个伟大的宝库，应当努力发掘，加以提高"的号召，这绝对错不了。她说，自己当时的信念就是"党的需要就是自己的志向"。这种信念支撑了她几十年。

从头学是很难的，但李鸣真深信凭着自己坚实的西医基础，又有祖国传统医学理论，加上现代科学技术，定能"中西合璧"走出一条科研的新路子。

她和同行研究的潜热解毒与通里攻下相结合的"清下法"，其理论根据就是"寒热、表里、虚实"统归阴阳的法则，在她看来，尽管这与西医临床治疗急腹症有不少矛盾之处，但她发现这种医疗实践竟有许多地方符合现代哲学的"否定之否定"规律，这是医学家始料未及的。

由"清下法"所派生的系列中药，如抗炎片、利胆化瘀片、茵虎黄片等先后用于临床，治疗阑尾炎、胆系感染、肠梗阻等多种急腹症患者收到明显效果，尤其"抗炎 6 号"注射液治疗多种细菌病毒感染与炎性急腹症疗效 80% 以上，在国内独领风骚。

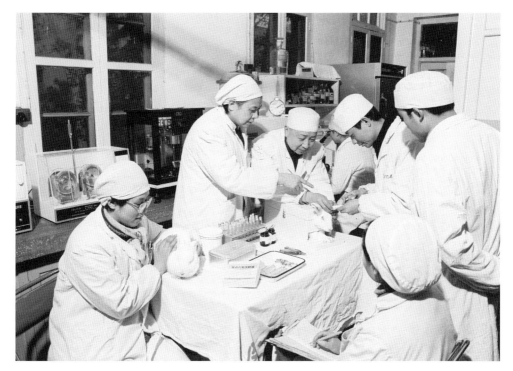

李鸣真（左二）在开展实验研究

正如牛顿从苹果落地悟出地球万有引力一样,不久李鸣真又选定了清热解毒法机制研究的方向,开始新的冲刺,新的较量。

1983 年,首次运用电子显微镜证明"抗炎 6 号"有一定破坏细菌内毒素作用。

1985 年,从亚细胞水平发现"抗炎 6 号"对抗内毒素与其保护人体细胞"化工厂"——溶酶体有关。

1987 年,进一步发现"抗炎 6 号"对人体细胞"能量库"——细胞线粒体,在受内毒素攻击时有保护作用。

1989 年,李鸣真等人的有关课题,经国内许多知名专家认定,达到世界先进水平,尤其"清下法"研究具有先导意义。为此,著名中西医结合研究专家李恩预测:"清下法"研究将是 20 世纪 90 年代全世界治疗的热门法则。

李鸣真的这些系列研究,在人类历史上第一次揭示清热解毒与解内毒素之毒有关,而这种解毒作用是清热解毒药直接破坏内毒素和保护组织细胞器间接对抗毒素的综合效应。他们不仅解开了一个几千年的谜团,而且以其坚韧不拔的毅力,卓有成效的业绩,向世界展示了中国人民的聪明才智。

鲜为人知的"绝招"

李鸣真还有个鲜为人知的"绝招"。1958年,她曾赴京参加全国中西医结合研究班,结业实习时遇到不少因闭经不孕,很烦恼、很痛苦的妇女。李鸣真试着用银针扎,练就了针刺治疗闭经的技能。回到武汉,她又连续采用中草药治疗闭经、习惯性流产、不孕症、宫外孕等多种妇科病,不少人疗效很好,有的怀了孕,有的顺利生下孩子。当时患者就称她"保胎"专家、"送子"专家,这对年仅30岁的妇科医生无疑是种莫大的荣誉。

曾被李鸣真保过胎的教师衷载悦(化名),总忘不了26年前的那段往事:她怀上头胎不久,发现自己有先兆流产症状,求助西医治疗,又怕激素于胎儿不利。最后慕名找到李鸣真,住院治疗一个多月,只吃了几服中药,便顺利生下了8斤半的白胖儿子。后来怀二胎,虽没流产症状,还是找李鸣真讨药保胎,以图平安。衷老师回忆起这段往事,笑着说:"李老师恐怕还不知,我的大儿子如今已是泌尿外科博士生了。"是的,李鸣真的确不知道她还保出这样一个博士生,可又有谁知道她到底保出过多少孩子,护佑过多少宝贵的生命呢?

李鸣真作为当时的医院中西医结合研究所所长,身兼中国中西医结合学会常务理事和湖北分会理事长等学术职务,精力年纪都不如以前,但她"明知夕阳黄昏短,不用扬鞭自奋蹄"。

十足的工作狂

她曾三次骨折,一次大手术,昔日的运动健将已是病魔缠身,可她每次骨折后根本就不休息，"伤筋动骨一百天"对她无用。与她共事20多年的叶望云说，李鸣真骨折后总是带着夹板、忍着疼痛上班，有次还捆个小夹板去北京参加全国中成药评审会，所里拗不过她，只好派一个同志随行照料她的生活。60多岁的人了，不容易啊！

1988年初夏，李鸣真感到很不舒服，临床症状为无痛性肉眼血尿，B超检查左肾有阴影，怀疑为左肾恶性肿瘤。一般人在这种情况下，精神早就崩溃了，她却笑着说："即便是癌，切去一个拉倒，只要我还有一个肾，我就绝不会躺下等死。"所以直到手术的前一天她还在忙工作，真是豁达，真是乐观，不愧为共产党员。

她之所以受到如此的关心，除了她的学术成就外，恐怕更多的还在于她有共产党人的高尚品质和那种无所畏惧的精神。

连她儿子也说自己的妈妈是一个十足的工作狂。"我既不是一个称职的母亲，也不是一个称职的妻子。"李鸣真总是很内疚，自己很少关心自己的家庭，两个孩子的读书、教育、生活，几乎都推给了丈夫。外科专家胡佑华只好又当爹又当妈，忙里又忙外，把儿女个个培养成了大学生。想起这些，她的眼里就闪着晶莹的泪花。

她确实一心扑在工作上，正如其所说过的那样：我与许多同行一样，这一生都只想当个匠人，精心雕琢祖国传统医学这个璞玉，使之放出绚丽光彩，成为人类的瑰宝。

（作者：甘汉祥）

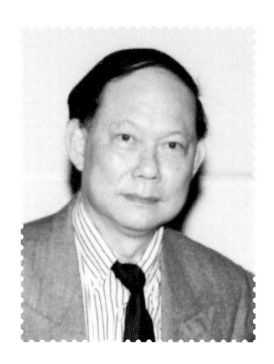

薛德麟：
用手术刀镌刻医者荣耀

他获得过众多的社会荣誉：全国优秀归侨知识分子、全国卫生战线先进工作者、湖北省党风建设先进个人、武汉市新风杯竞赛先进个人……

然而，更多的荣誉是他的患者赠予的。那一面面锦旗上写着："医瘤觅万里、同济始逢春""救死扶危、起死回生""神刀下再生、不忘同济人""风高技精、蜚声医坛"……还有那数以千计的感谢信，句句饱含着对薛大夫的深情。一面锦旗、一封感谢信，就包含着一个故事，就是一份荣誉。这些荣誉是薛德麟的那把手术刀一刀一刀镌刻下来的。

手术刀：医生的武器，要敢于用它开创医学禁区

薛德麟有一把神奇的手术刀。

"黄姑娘饿了晓得到厨房要饭吃了！她还知道冷热咧！"这件事曾一度在江西某地被传为新闻。是的，小黄因大脑发育不全，不知冷暖、不知饥饿，痴痴呆呆19年。当她的父亲望着一天天走出混沌世界的女儿，心里念叨着："不是同济医院薛德麟教授那把神奇的手术刀，哪会有今天！"

那还是在6年前，薛德麟从一份资料中获悉：我国每一百人中就有一个智力低下的患者。这使薛德麟的心灵受到震撼，尤其是痴呆儿童那一张张愚钝的面孔总是在眼前闪现。一个大胆而神奇的设想——"脑外科手术治疗大脑发育不全"的构想在他脑中诞生。

但是谈何容易。半个多世纪前，英国、意大利专家曾做过动物实验，结果都以失败告终。至今，这项研究在发达国家还无人问津。薛德麟要闯这个禁区。

他一头扎进研究中。他设计出研究课题，与同行经过一系列实验，终于获得成功。1987年11月，一位年已十九，但智力不及一岁小孩的痴呆女青年小黄在亲属的带领下向薛德麟求治。只见她双眼无神、面无表情，躺在床不时抽搐。家长诉说，患者出生6个月时摔倒后丧失意识，十几年来带着她四处求医，却都是怀着希冀而去，失望而归。薛德麟为患者做了仔细检查，诊断为：大脑发育不全、并伴有癫痫。薛德麟提出为患者施行手术，家属从他那坚毅的眼神里看到了希望，满口答应。薛德麟主刀，成功地为她施行了手术。

手术8天后，奇迹出现了。在床上躺了19年的女孩居然第一次坐了起来。20天后便有了喜怒之情，开始学讲话……

媒体很快报道了这一信息，数千封信从国内外雪片般地飞来，薛德麟分

门别类,一一给予答复。来院就医的人络绎不绝。薛德麟总是热情地接待,认真诊察病情,细心地予以治疗。在当时,薛德麟开展脑外科的相关成果处于国内领先水平,部分甚至达到国际水平。

薛德麟还与内科同事一起攻克了脑胶质细胞瘤的综合治疗难题,延长了此类病患者术后生存时间。他研制的既经济又无副作用的骨水泥不锈钢网,为修补颅骨提供了新的材料。此外,同济医院颅内动脉的显微外科治疗,手术高频电刀的普及应用,刷手方法改进,复苏醒脑液的研制,无不渗透他的心血和汗水。

薛德麟勤于耕耘,善于总结,积极探索,先后以中、英文发表学术论文100余篇,他参编或主编的著作有:高等医学统编教材《外科学》(第一版)、《颅脑损伤》《脑肿瘤学》《小儿神经外科》等。

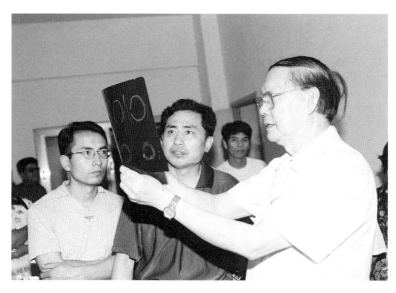

薛德麟(右一)在急诊进行会诊

手术刀:是用来救死扶伤的,要永远保持它的圣洁

薛德麟以共产党员的真诚,永远保持着手术刀的圣洁。他总说:"做一名医生,要把心思放在医院建设上,把时间用在为患者服务上,把精力放在

科研上，决不能围着钱转。"

"薛德麟教授不收礼"有口皆碑。但也有"不识相"的，其结果必然是碰一鼻子灰。在他的医德档案里就有一封来自辽宁抚顺的来信诉说了一位患者家属"碰壁"的经过，信中写道：

"我的儿子先天性智力低下，先后到沈阳、天津、北京治疗，均无效果，我们全家非常苦恼。

"1991年10月29日来到武汉，没想到薛大夫像亲人一样热情地接待我们，关心我们吃、住，嘱咐我们不要着急。经检查认为可以做手术，就立即安排了床位。

"……我们买了烟、酒、水果等来到薛大夫家，薛大夫夫妇热情接待，可他们说啥也不收我们的礼物，并说如不拿走就退到病房去，无奈我们只好拿了回来。

"……我们带了500元现金再来薛大夫家，我爱人诚心地说这是我们的一点心意，给薛夫人做件衣服，可他说啥也不收，并且十分严肃地说我们医院没有这个规矩，你要不拿回去，小孩的手术就不做了，无奈只好拿回来。

"……手术做得很顺利，薛大夫经常来病房看望。孩子出院了，临行前我们全家怀着感激之情再次来到薛大夫家，悄悄扔下500元钱就走了。

"……没想到我们回家的第6天，收到了薛大夫给我们汇来的500元钱。"

望着日渐好转的孩子，想到这500元钱的故事，家属无法表达万分激动之情。这个抚顺公路工程段的普通工人只好于1991年元旦前给同济医院党委写了这么一封长信。信的末尾是一句由衷的感叹：多好的大夫啊！

类似的事发生在薛德麟身上何止一件两件！1989年1月19日美国

《经济论坛报》曾刊发美籍华人李先生写的题为《摘脑膜瘤记》的 3 000 字长文,盛赞祖国医术高超、薛德麟医德高尚。

原来,1988 年美国一家医院发现李先生颅内有一个蛋形的脑膜瘤。虽然李先生在美有医疗保险,他却谢绝了医生为其手术的好意,北京、上海等地的亲友得知后也纷纷写信推荐医院。李先生却慕名投医薛德麟。李先生的病一刀即除,为表谢意,他送来锦旗。上边写道:"深深感谢祖国亲人,精湛医术爱心照料,赐予我新生命。" 随后便发表了那篇文章, "向那些血浓于水的黑头发的医护同胞们深深地致谢! 致谢! "

手术刀:是人民给的,要永远用于为人民大众服务

"我是新中国培育成长起来的知识分子,可以说我的手术刀是党给的、人民给的,是用来为人民服务的。要说取得了一些成绩,获得了一些荣誉,应归于党、归于人民。这不是套话,是我心底的话,全心全意为人民服务是党的唯一宗旨,我一生只有这个宗旨……" 在一次党风建设汇报会上,薛德麟铿锵有力的语言,震撼着到会每位同志的心。

当五星红旗刚刚从祖国大地升起的时候,17 岁的薛德麟在泰国第一次从教师那儿听到"中华人民共和国" "社会主义"的新名词。他毅然放弃优裕的生活条件,背着双亲只身回到祖国。1962 年,他光荣地加入了中国共产党,翌年毕业于武汉医学院,留校从事神经外科医疗教学。从此,他立志在神经外科领域奋力拼搏,实现全心全意为人民服务的崇高理想。

神经外科有一种较难治的病——脑积水。过去治疗此病,靠进口 "有活瓣分流管" 进行手术。20 年前,这种 "洋玩意儿" 每根 200 多美金,许多农村患者只能 "望洋兴叹"。

患者满怀希望而来,却带着失望的眼神离去,这是薛德麟最不堪忍受的。一时间,改进分流管的念头塞满了他的脑海。经过近 10 年的动物实验和临床试验,他与同事们研制的 "无活瓣无接头导管",用于脑积水引流

术获满意效果。新的分流管成本每根仅 10 元，不仅节约了费用，而且简化了手术程序。一根小小导管不知挽救了多少生命。1986 年，薛德麟在西班牙第八届欧洲神经外科年会讲坛上宣读的有关论文，引起台下一片惊叹。

薛德麟就是这样想患者所想、急患者所急。患者说："他把患者当亲人。"无论城里来的还是农村来的，无论是成年人还是那些小患者，他一视同仁。

一天，6 岁女孩韩捷（化名）被火车撞得头破血流、双下肢严重骨折，被路人送到医院，薛德麟立即组织救治，并像亲人一样照顾这个孩子。冬天他送来棉衣，夏天他端来冷饮；节假日还带着小姑娘到家里过节。孩子痊愈出院时，拉着薛德麟的手哭喊着说："薛爷爷，我要薛爷爷！"护士长黄远芳每讲起这件事，就激动不已。

几十年里，薛德麟用爱心和智慧拯救了无数的生命，温暖了千万患者的心。无论做党务工作，还是做行政领导工作，不管事务多么繁忙，手中的那把手术刀始终是他与病魔交战的宝刀。

手术刀：人才难得，为培养新一代外科俊秀殚精竭虑

1992 年，薛德麟担任同济医科大学校长，面对当时出现的"出国潮""下海潮""南飞潮"所带来的人才短缺问题，薛德麟一方面为同济的人才受到国内外院校和研究机构青睐而高兴，而更多地为人才的流失、分散而忧心。

上任伊始，薛德麟就把稳定、培养、吸引一支爱党爱国、素质精良的人才队伍作为基本的治校之策。通过推荐选拔，确定了 100 名中青年骨干教师，对他们实行重点培养。对优秀中青年教师，学校破格晋升职称。在 1993 年进行的教师职评工作中，全校破格晋升了 40 名教授和 32 名副教授，其中最年轻的教授 35 岁，副教授 29 岁。为扶持优秀中青年教师成长，学校设

置了人才基金会。在经费紧张的情况下，对在教学、医疗、科研中做出较大贡献的学科带头人和优秀教师（医生），增发校内特殊津贴。拨出 2 000 平方米住房，作为优秀教师（医生）的奖励分房。为吸引出国留学人员，明确规定留学回国人员的职称评聘不受时间限制，依照条件随回随聘，优先提供住房，并为他们从事教学、医疗、科研工作积极创造条件……学校仿佛一个强大的磁场，吸引、凝聚着众多青年才俊。同济医科大学附属同济医院的一名医师调往南方沿海城市工作一段时间后，又主动要求回校工作，他感慨地说："还是在同济工作顺心、有奔头！" 薛德麟欣然表示：欢迎！ 1993 年 7 月 6 日，《中国教育报》以《同济医大用政策稳定教师队伍》为题报道了学校人才工作的经验和做法。

作为神经外科的学科带头人，薛德麟更是以身作则，为培养新一代的"手术刀"殚精竭虑。他认为外科研究生的能力最终体现在为患者解除病痛上，必须避免一些研究生只想通过课题、文章去获取文凭的片面倾向。他打破过去机械地将研究生分为"研究型"与"临床型"的做法，强调研究生理论与实践并重。为此在课程安排上加大了研究生临床工作比重，将理论课、研究课题尽量安排在休息日进行。在薛德麟的影响下，同济神经外科的研究生学习氛围浓厚，实践操作能力强，十分"抢手"，毕业生之所以广受用人单位欢迎，正是他们的临床基础高出一筹。

薛德麟唯才是举，求贤若渴，绝不允许在人才培养上掺杂私利。一年硕士研究生招考，一位考生找到薛德麟想"表示一下"。薛德麟严肃地对他进行了批评："我收学生从来看能力，人人平等，靠真本事竞争，绝不搞歪门邪道。" 现在，这名学生已成为天津某知名医院神经外科的专家。多年后回忆起当时的情景，他动情地说："薛教授对学生既严格要求又悉心照顾，他的高尚品德是我一生的榜样。"

1997 年，因年龄原因，薛德麟从校长岗位上退下来，一心扑在医疗、教学工作上。为了提高年轻医生临床英语教学能力，他倡导开设神经外科医生英语教学讲座，要求每名医生对神经外科某一专题用英语讲一堂课。薛德麟从资料的收集、讲稿的撰写到幻灯的制作都一一给予悉心指导,使青年医生受到很大锻炼。20 世纪 80 年代后期,薛德麟还指导博士后 2 人,培养博士、硕士各 20 余人,为我国神经外科学科队伍壮大发展、培新育秀,付出了辛勤汗水与智慧。

（作者：马先松）

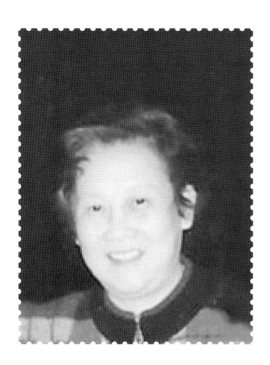

黄念棠：
勇登护理学的高峰

5月,鲜花的季节,护士的节日。

1990 年 5 月 11 日,当全国优秀护士、同济医院护理部主任黄念棠作为全国模范护士先进事迹报告团成员,登上人民大会堂主席台,作题为《理想的脚印》的报告时,面对暴风雨般的掌声、鲜花、千万双敬仰的目光时,她脸上挂着微微的笑意,眼中噙着泪花,心底却如海潮在翻腾……

是的,在护理工作岗位上 36 个春秋的奉献,多少曲折坎坷,多少欢乐甘甜,不管身处逆境,还是欣逢坦途;无论做一名普通护士,还是作为 600 名护士的领头人,她一刻也没忘记为患者健康服务的神圣责任,在平凡的岗位上留下了一个个闪光的脚印。

用诚挚的心换来患者的尊重与信赖

黄念棠认为："护士是为'人'劳动的，人是感情之物，这比面对机器、面对土地责任要重得多。每当将患者的生命从病魔手中夺回来，又将他们送回亲人的身边、送到工作岗位的时候，应该感到一种欣慰。"而她真正体验到这种"欣慰"的背后是自己付出的无数艰辛。

那是黄念棠踏上工作岗位的第二年。一次，她值夜班，医嘱要求晚八点给一位哮喘患者服用氨茶碱片。不到七点，患者要求提前服药，黄念棠没给。哪知，当她按时给患者送去药时，患者的哮喘病发作了，对她就是劈头盖脸的一顿指责和训斥："你们护士有什么用，连人都不会伺候！"黄念棠顿时气得脸色发白，她强忍着泪水帮助患者服完药，还没走进护士办公室，眼泪就唰地流了下来。黄念棠越想越觉得委屈，另一位患者开导她："尽管你工作很热情，但你对患者的病情和心情不够了解。患者不尊重护士是不对的，护士更要自己尊重自己，以行动取得别人的理解和尊重。"多么诚挚而深邃的话语！黄念棠豁然开朗：要患者爱自己，首先得自己热爱患者。

一个夏天，医院收治了一位脑血管意外的患者，右侧瘫痪，神志不清，将大便解在了床上，还用手去抓，弄得全身都是。同病房的患者先后都离开了，患者的两个女儿也躲到门外。黄念棠闻讯，立即端来温水，给患者一把一把地擦洗，水换了一盆又一盆，直到洗得干干净净。患者的女儿感动地拉着黄念棠的手说："让您受累了，过去我瞧不起护士，今天从您的行动中我看到了护士美好的心灵。"

一位青年工人得了直肠癌和肝脓肿，女友离他而去。他整日情绪低落，拒绝治疗，伤口溃烂。黄念棠主动承担起这个患者的护理任务。洗伤口、换药、喂水喂饭，思想上的安慰、鼓励……这一切重新点燃了这位青年对美好生活的希望之光，病情一天天好起来。出院那天，他特地找到黄念棠，万般感谢地说:"您不仅帮助我战胜了身体上的疾病,也帮我治好了心病,无论到哪里,我都会记住您。"

黄念棠亲手护理过的患者数以万计。不论对谁,她都会捧出一颗诚挚的心。正因为如此,她也得到服务对象由衷的信赖与尊敬。一名身患绝症的患者临终前将自己的后事托付给黄念棠:"我要走了,请你把我的妻子小罗当亲妹妹看待,不能让她守一辈子活寡,请你帮她重新建立一个家,这件事拜托您了!"

老年肺心病患者彭石头(化名),生命垂危,黄念棠和患者14岁的女儿守护着患者。一天,老人艰难地坐起身来,从裤兜里掏出360元钱放在黄念棠手里,吃力地说:"我几次住院都是你照顾我,真比亲人还要亲。我的病怕是好不了啦!唯一使我放心不下的就是这个没娘的女儿,这点儿钱请你代管,作供她读书的学费。这样,我在九泉之下也会安心些。"听到老人这心酸的话语,望着老人那期待的神情,在两双信赖的目光下,黄念棠向医院如实上报了该情况。老人去世后,黄念棠用这些钱帮助小姑娘读完了初中,直到她找到工作。

患者从她那里获得了温暖与安慰,她从患者那里得到的则是信赖和力量。每当她走进病房,一切烦恼与忧愁都会悄悄消散。从那一声声的"谢谢"里,从那一封封热情洋溢的感谢信中,黄念棠看到了自己的价值,为患者服务的步子迈得更加坚实了。

攀登护理学高峰,做合格护士

护理学的创始人南丁格尔说:"护理是一切精巧艺术中最精细的艺术。"为了探索这门艺术的真谛,黄念棠付出了心血与汗水,也品尝到了成功与喜悦。

一次,黄念棠护理一位被诊断为急性菌痢的患者。患者大便的气味和颜色给了她线索,疑似直肠肿瘤,她提示医生为患者做肠道检查,结果证实是直肠癌,患者得以及时手术脱险。

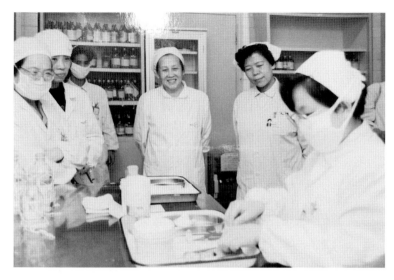

工作中的黄念棠
（右三）

夜里，一位患者轻微咳嗽了一声，黄念棠前往巡视，发现患者床单上有一点粉红色的痰迹，她立即为患者测血压、听诊，发现肺部有中小湿啰音。凭护理经验，黄念棠考虑是急性左心衰竭并发肺水肿，她一边做紧急处理，一边通知医生抢救，使患者转危为安。

一天，黄念棠听到一个血液病患者说："眼睛模模糊糊的，看不清东西。"细心的黄念棠马上问："还有什么症状？""头昏，想吐。"患者回答。黄念棠联想到颅内出血的征兆，立即请来医生做详细检查，果然是颅内出血。

…………

这无数的"一"并非偶然事例的堆砌，而是黄念棠在护理学这块园地里长期耕耘的结晶。在她护理过的成千上万的患者中，从未出过一次差错。难怪很多医生都说："和黄念棠一道值班，我们很放心。"

有人说，做个平庸的医生并不难，当个合格的护士却不容易。的确，护士虽然不像医生那样引人注目，可是在关键时刻，它照样可以起死回生，惊天动地。

一天清晨，黄念棠正准备为一个肺心病患者输液。对面的一张病床上，一位实习医生正准备给一个胸腔积液患者做胸腔穿刺。只听患者一声苦叫，黄念棠立即抬起头，发现患者面色苍白。她知道情况不好，放下正在进行的工作,果断地告诉这位青年医生:"患者发生胸膜反应,停止穿刺!"并快步走过来帮助患者平卧。这时患者的心跳、呼吸都停止了,情况十分危急。在短短 4 分钟内,黄念棠准备好了一切抢救用品,经过 20 分钟的紧急抢救,患者慢慢恢复了呼吸及心跳。此时,黄念棠却因高度紧张后的突然松弛,迈不动自己的双脚,滑坐在地上,怎么也站不起来了。

护理是一门科学,黄念棠作为一名探索者,从未停止过攀登的脚步。在做好繁重护理工作的同时,她刻苦学习临床诊断、药物知识,以及护理心理学、伦理学。几年来,她先后撰写了 8 篇护理论文,其中 6 篇在省市和全国性护理学会会议上宣读,4 篇在刊物上发表,3 篇被省市及科学技术协会评为优秀论文。

"不光是护理部主任,还是护士妈妈"

1985 年,黄念棠在改革的浪潮中被推上了护理部主任的岗位。领导一支几百人的"娘子军"并非易事,况且她已是 50 岁的人了。然而,为护理事业贡献一生的理想,鼓励着她去做更加艰难的拼搏。

在护理第一线干了多年的黄念棠,上任后对自己提出的第一条要求就是不脱离护理第一线,不脱离患者。每天早晨她提前半小时上班,深入病房看望危重患者,检查治疗及护理工作落实的情况。当时全院 1 000 多张床位,哪几个病房有重症患者、患什么病,她都了解得清清楚楚。遇到特殊患者,要亲自进行护理操作和指导。一次,外科病房收治了两位重度烧伤患者,因为医院没有烧伤科护士,她不放心,坚持天天去巡视、指导,直到患者痊愈出院。

为了推动护士的文明服务,黄念棠组织编写了《护士礼貌用语 100条》,推行以后深受患者称赞。医院实行综合目标管理责任制,黄念棠叮嘱护士们要把患者的利益放在第一位,并明文规定不许多记、多报治疗次数,不能把三级护理说成二级、把二级说成一级。每月她都组织专人检查,若发现与实际不符,就毫不客气地扣掉当事人和护士长的奖金。对于护理差错等关系患者生命安危的事,她更是严抓细扣,毫不放松。一次,有名护士给患者错打了一针,虽然没有造成多大的不良后果,黄念棠仍借此召开全院护士大会,进行护理作风整顿。这个护士做了检讨,各个病房举一反三,查薄弱环节,制定措施。

最让黄念棠操心的还是护理人才的培养。曾经有一段时间护士队伍出现了"断层",护理队伍缺编,部分青年护士不能安心工作,这都给护理事业带来了潜在的危机。为改善医院护理工作的"小环境",黄念棠把大部分心血都倾注在护理人才的培养上。

为帮助护士树立"爱专业、爱医院、爱患者"的"三爱"精神,黄念棠组织护士自编、自导、自演了一部反映护士学习和生活的电视专题片——《梅花香自苦寒来》,激发她们自尊、自爱、自重的情操。新护士上岗,要进行一周上岗教育。黄念棠给她们讲南丁格尔,讲护士的良好传统,讲护理优秀人物的事迹、各种规章制度。逢年过节,黄念棠亲自给每名新护士家长写慰问信,怕她们想家,黄念棠抛下家务带她们上公园、进舞厅。同事们开玩笑地对她说:"你不光是护理部主任,还是护士妈妈。"

为促进护士业务素质的提高,黄念棠采取了分层次、有重点、分期轮训的方法。她四处奔波,在医院支持下建了一个70平方米设备齐全的护理示教室,配备了专门的护理老师。凡毕业分配来的新护士,都要在这个"培训基地"学习两周,考试合格再分到临床科室。对具有一定业务知识和技能的护士则安排她们参加各种短期专修班、新技术学习班。这两个层次人员培训率达100%。对护龄5年以上,业务技术好的护士定科、定专业进行定向培训,使她们成为合格的专科护士。如今,在器官移植、人工心脏起搏等高难度技术方面,已经成长起来一批精良的专科护士。护士长队伍的培养是整个护士队伍素质提高的关键,黄念棠摸索建立了一套护士长助理—护士长—科护士长三级人才培养新模式。就拿护士长助理来说吧,每个病区一个护士长助理协助护士长工作,由年轻护士轮流担任,任期一年。给每个护士都创造了施展才能的机会,也为护理管理建立起了"人才库"。

在黄念棠及其助手们的努力下,同济医院一批高级护理技术人才茁壮成长,50 多人完成了大专课程的学习,30 多人接受了外语培训,10 余名护士出国进修。1988 年举行的全国科学协会成立 30 周年大会上,全国获奖的 5 篇护理论文当中,同济医院就有 2 篇。1989 年,同济医院又有 5 篇护理论文在护理学成立 80 周年纪念大会上作报告,2 篇被选入国际学术交流会。大家自豪地说:"我们护士也登上了国际讲坛。"一批护理人员编写的书籍出版,一批护理成果通过认定……

这一件件感人的事迹,就像一束束芳香的梅花,温暖着每一个患者的心田。

（作者：马先松　李燕）

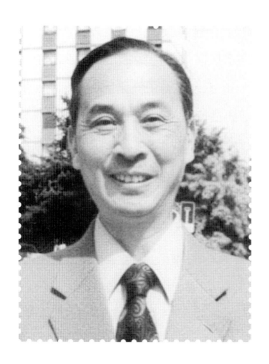

章咏裳：
技精且尽心，方能为上医

章咏裳是同济医院泌尿外科的创始人之一，他严谨的治学作风渗透到临床工作的每一步，在数十年的临床一线工作中，他一直坚持做到一丝不苟，认真地对待每一例病例的诊疗计划和手术。他对泌尿外科事业的忘我追求，对医疗技术的精益求精、勇于创新的精神激励、影响了同济医院几代泌尿外科人。

言传身教

作为章咏裳教授的第一位博士研究生，我对老师严谨治学、言传身教的优良作风感触最深。攻读博士学位时，我参与了章咏裳主持的国家自然科学基金课题"泌尿系结石成分分析和病因研究"中的一项子课题,每1~2个月章咏裳都要过问实验进度,了解存在的问题和困难并帮忙解决,直至获得结果后写成文章。章咏裳特别强调结论的逻辑性,认为结论是论文的灵魂,必须要精练,让读者很快能了解到论文的精髓。章咏裳满腹经纶、知识面广,写文章快、行文流畅,修改稿件速度快、质量高。凡经他改过的文章,层次合理、语句通畅。我们有个不成文的说法,即"章老师是不吃隔夜食的",意指请章咏裳修改的稿件是不过夜的,即使修改到深夜都要完成,再忙次日一定能收到修改后的稿件。

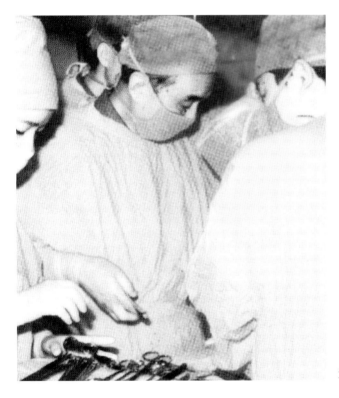

章咏裳正在做肾移植手术

　　章咏裳对技术精益求精是人所共知的。20世纪80年代初,他率先在国内开展前列腺电切手术。在做完电切手术后,他不分白天黑夜地看护患者,及时处理并发症。他对手术从不马虎,仔细操作、精心管理。他常教导我们说:"我们医生天天做手术,而患者可能一辈子只做一次手术,患者把生命都交给我们了，因此我们务必保证每一次手术都获得成功。如有精良的手术技巧，再加上满腔的责任心，绝大多数差错和事故是可以杜绝的。"他指导我们下级医生做电切手术时，总是亲自在观察镜下教授如何分区，如何切割、止血。他规定必须单独完成80例电切手术后再由他和周四维（同济医院泌尿外科教授）进行考试。我清楚地记得，"章老师在观察镜下看我完整地做了一台电切手术后，才郑重宣布，从此我可以单独施行电切手术了"。

甘为人梯

章咏裳淡泊名利，甘为人梯，提携后辈，堪称楷模。他和研究生有一篇尿结石热重分析的文章，原来以章咏裳为第一作者，将要发表在《中华泌尿外科杂志》的第一篇上，后在修改时，章咏裳却执意将第一作者换成学生。他说这是权威杂志的第一篇文章，发表后在学术界有一定的影响，对年轻人跻身学界大有裨益。

章咏裳从事泌尿外科几十年，做过多少复杂困难的手术，却总是谦虚地提携、推荐年轻医生。有一次去武汉财贸医院（现湖北省中西医结合医院）为一位巨大肾肿瘤的患者做手术，我是手术者，章咏裳怕家属担心，便向他们介绍："这是我的博士叶教授，他的手术做得比我好，您尽管放心。"

谦虚谨慎，从不浮夸，扎实做事，虽为科室和学界做出了巨大的贡献，但章咏裳从未炫耀自己，他总是支持和鼓励别人脚踏实地干事业，这种淡泊名利、甘为人梯的大家风范，一直潜移默化地影响着同济医院泌外人。

在完成医院的临床、科研和教学工作之余，章咏裳教授任多种学术杂志的主编或编委，他参加了第一至四版全国医学本科教材《外科学》部分章节的编写工作，主编和参编各类专业书籍30余部，发表署名文章150余篇，指导200余名进修医生的临床工作，共培养硕士和博士研究生各20余人。同时，他还担任大量的学会工作，任多个学会的主委、副主委或委员，参加各种学术交流活动,足迹遍及祖国的大江南北。

医德高尚

在同行眼中,章咏裳"不但学术造诣深厚,医德高尚、医技精湛,而且平易近人、待人和气,从不摆专家的架子"。1997年"五一"国际劳动节前夕,广西医科大学第一附属医院请章咏裳去南宁为一名前列腺增生患者会诊手术,当时章咏裳正在广州出差,得知消息后决定4月30日去广西。广西那边的医生想次日就是"五一"国际劳动节了,便请章咏裳过了节再去。但是,章咏裳执意要在节日期间为患者会诊手术。最后,大家拗不过他,只好安排让他在节日期间手术。从南宁回到武汉的当天,章咏裳就住进了医院,三天后他接受了肺叶切除手术。实际上,章咏裳在去南宁之前就已经知道自己患病需要住院了,只是为了不耽误患者的病情,他才作出必须"五一"到广西的选择。

"手术的时候,章咏裳一边细致地给患者手术,一边耐心地告诉我如何切除前列腺才能够达到既解除尿路梗阻,又不至于发生尿失禁的目的。手术非常顺利,患者术后恢复得也很快。"多年来,每当谈及此事,广西医科大学第一附属医院的邓耀良教授都十分内疚,"事实上,是我们耽误了章咏裳的治疗呀!"

在孙子眼中,爷爷章咏裳一年365天,天天都是忙忙碌碌的,生活简单,衣着朴素,除了《新闻联播》几乎不怎么看电视,每天重复着工作、吃饭、工作的旋律。在生病的4年多时间里,虽然做了6次手术和多次化疗,但只要精神稍好一点,他就会拿起笔来写文章,或者找单位的同事谈工作。在家恢复身体的时候,他也总是坐在书房查阅资料、写文章、审稿件,或和科室的领导或同事们交谈,没有一天好好躺在床上休息。

不懈追求

章咏裳十分重视对外学术交流，不断跟踪国际前沿的学术动态，鼓励科室医生走出国门，学习先进技术，并将他认识的国际同行介绍给同事们。章咏裳精通英、德两国语言，先后到德国、美国、加拿大、澳大利亚、日本、新加坡等国家短期考察或出席国际学术会议，并接待来自意大利、德国、美国、日本等国专家学者来访。业余时间，章咏裳除看报和电视新闻外，主要是读书。他常常手不释卷，广泛阅读中、英、德文杂志，将新的知识和技术介绍给同事去临床开展工作，他不仅带头将临床心得和经验总结成文章发表，还总是鼓励科室医生多写文章。据不完全统计，在他那一代泌尿外科医师中，他发表的文章数量在全国是最多的。

章咏裳教授还是中华医学会器官移植学分会和《中华器官移植杂志》的创始人之一，其 1978 年施行的一例肾移植患者至今仍存活。特别是他在 1997 年任中华医学会器官移植学分会主任委员并主持学会工作，并于 1998 年担任《中华器官移植杂志》主编以后，非常重视学会和学科的发展，经常同各地器官移植专家联系，带病坚持到各地讲学，先后有 9 个省市在他的指导下成立了器官移植专业委员会，促使全国的学术活动十分活跃，器官移植工作迅速发展。

（作者：叶章群）

妇产科：
团队内驱力激发出中国好声音

同济医院妇产科团队在马丁院士的带领下，近年来发展迅速，有多项成果先后获得国家科学技术进步奖二等奖、国家自然科学奖二等奖等，团队先后承担国家级妇产疾病研究课题240余项，并积极推进成果的临床转化，现已完成临床转化应用13项。是什么让这个团队如此活跃且多产呢？我们走进同济妇产科团队，听听团队成员的说法。

不能辜负的是责任

医生不只是治疗一种疾病，每天我们面对的是活生生、有情感、正为疾病所苦的人。所以我们的医学创新有一件精神的"内衣"，这是同济医院老一辈医生毕生的职业追求，更是医学的终极关怀。

——马丁

20世纪40年代，我国的宫颈癌、卵巢癌发病率很高，同济医院金问淇教授率先开展了妇科癌症的研究。1955年，他又开始在国内率先开展宫颈癌根治手术。1957年，同济医院深入基层,创造性地通过子宫颈脱落细胞涂片检查方法,进行宫颈癌的筛查防治。20 世纪 70 年代,他们又恢复了筛查工作,4 年时间深入厂矿、社区,筛查了近 3 万人次,目的是掌握中国妇科肿瘤发病现状,从而进行规模性预防。

20 世纪 80 年代,时任妇产科主任蔡桂茹教授已成为全国最早开展妇科肿瘤手术治疗的专家之一。

那时,我还是未谙世事的年轻学生,跟着老教授上门诊、做手术,常常看到的是已经挨到了癌症晚期不得不来看病的农村妇女。记得那时转诊到我们医院的晚期宫颈癌患者特别多,候诊室的长椅下常常是一摊血、一摊水,老远都能闻到异味。再看看患者,个个被病痛折磨得不成人形。我的老师们只能是尽力去手术,虽然明知道手术效果极其有限……

正是这段经历让我刻骨铭心,团队中学科带头人及多位成员都选择了去国外继续学习深造,研究方向仍然是宫颈癌、卵巢癌。几代同济前辈背负起的责任,我无法辜负,不能辜负……

屡战屡败和屡败屡战

在很多人看来,我们团队拿到很多课题,获得不少国家奖项,似乎幸运女神总在我们身边。可实际上,每一点小小的成就背后都伴随着若干次失败和数不清的困难,因此"屡战屡败,屡败屡战"是我们团队每个人都最熟悉的一句话。

——王世宣

在漫长的研究过程中,我们遭遇了各种各样的困难和数不清的失败。印象最深刻的是因为要收集全国 30 多个中心的宫颈癌治疗资料和样本,我们用了 3 年时间,派出 20 多人到全国各地走访各大省级及以上的医院进行病例采集和样本收集,其中预后随访资料的完善是最困难的工作。我们 20 多人每天要拨打上千个电话,因为患者常更换移动电话,只能按照地址去查,有把电话打到街道办的,也有把电话打到当地公安局的,有一次甚至把电话打到了火葬场才搞清楚……历尽千辛万苦,终于把所有资料收齐,把实验做完。功夫不负有心人,我们获得了中国汉族宫颈癌的遗传学易感性数据,由此撰写的文章发表在国际顶级期刊——《自然遗传学》杂志上。

文章发表后,我想总算能松一口气了,没想到向马丁教授汇报好消息的同时,他又向我布置了下一步工作。想到要重新去和大批的病历无休止地打交道,我真想说"就这样吧"。马丁教授看穿了我的心思,他说:"我们这个发现很有价值,可如果它不能被继续转化到临床上,之前的努力还有什么意义呢?"于是我和同伴们又开始了新的征程。目前,我们正在以这两个易感位点为基础,尝试做宫颈癌预警模型,为今后有针对性地进行疫苗注射提供帮助。

科学领域没有绝对权威

在很多医学领域,我们与发达国家都有不小的差距,因而很多人习惯了学习他人的先进经验,习惯了遵从各种权威。可事实上,医学领域还有太多的未知,所以绝对的权威是没有的,有质疑的时候,我们可以去寻找证据进而挑战权威。

——奚玲

以往的研究证实,HPV病毒感染人体并整合进入宿主宫颈上皮细胞形成持续感染,是宫颈癌发生和发展过程中的一个关键遗传事件,长期以来,国际上大多数学者认为HPV在宿主细胞的整合是随机的。事实果真如此吗?

我们项目组通过采用全基因组测序和高通量病毒整合检测,计算并绘制了HPV频繁整合位点图谱,最终发现HPV与人类DNA并不是随机整合的,其中HMGA2(7.8%)、DLG2(4.9%)及SEMA3D(4.9%)位点的整合概率明显更高。我们由此提出了一个新的病毒整合模型,并首次对HPV的基因整合机制给予了回答。因为这一发现为定点清除癌基因提供了依据，也为开发新的宫颈癌筛查方法提供了帮助，论文发表在《自然遗传学》杂志后立即引起了广泛关注。

现有的妇科肿瘤临床标准和指南大多是欧美学者根据他们的研究逐渐修改后形成的，但有些是不适合中国患者的，这就需要我们找自己的证据帮自己的患者。

——李双

按照现有指南，宫颈癌术后如果发现有淋巴转移等，要进行同步放化疗。但如此一来，患者整个盆腔都会在治疗中受损，严重影响患者的生活质量。尤其是年轻患者，还会因无法进行性生活而影响夫妻关系。

查阅以往的一些回顾性研究，我们隐约感觉或许可以用一过性损伤的化疗代替放化疗，也就是说在现有指南的基础上进行了修改。为了拿出确切的证据，六七年前我们开始酝酿这项前瞻性临床研究，研究方案反复讨论了一年时间，随后和国内多家医院合作，最终通过 150 多例患者的研究，初步证实单独化疗不会影响患者预后。我们期待着文章发表后能够作为 A 级证据改写现有临床指南，从而提高更多患者的生活质量。

团队内外需频繁互助

每周四的科研例会在我们团队延续了近 20 年。这个例会让我们感受到科研压力，也是我们减压的重要途径，因为只要说出自己的困难，总会有人支招儿或伸出援手，于是谁也停不下，谁也不敢慢，不知不觉中我们成了别人眼中一群"打了鸡血"的人。

——高庆蕾

在宫颈癌早期预警、早期筛查有所突破后，我们自然想到了早期治疗。按照现有的治疗方案，大部分患者会失去生育能力，但患者的发病年龄正在逐渐年轻化,那么有没有可能找到更好的、损伤更小的治疗方法呢?

根据宫颈癌及癌前病变中 HPV 特定整合位点,我们设计了特异针对 HPV E6/E7 的锌指核酸酶(ZFN)和转录激活因子样效应物核酸酶(TALEN),它能特异性地靶向切割 HPV E6、E7 序列,从而实现 HPV 致癌基因敲除的目的。在动物实验中显示,该方法成功逆转了宫颈癌癌前病变,开创了分子剪辑靶向治疗病毒感染相关疾病的范例,该研究成果投出论文后仅仅 3 个月,就在国际顶级期刊《临床研究》杂志以封面文章发表。

文章发表后,我们接下来就是积极推动临床转化,希望把科研成果落到实处,最终使患者受益。但说来容易,做起来真难。每周四的科研例会大家都会讨论把质粒做成药物需要什么材料包被,多少浓度是有效剂量,给药间隔周期,等等。大家把所查的资料及现有的结果,以及其他药物转化成功的案例拿出来一起讨论,经常争论得面红耳赤,但最终都会把工作落到实处,分头去做,等下一次周四例会再继续讨论。

在这个团队中,为了科研大家会帮我们创造各种条件,作为团队中的"小字辈",我们只需要大胆提设想、专心做研究就好。

——陈刚

相对于宫颈癌,卵巢癌更为复杂,恶性度也更高。考虑到子宫、卵巢等是和外界相通的人体器官,而幽门螺杆菌、乙肝病毒等微生物感染可以促进肿瘤的发生,因此在 3 年前我们开始尝试分析患者子宫、阴道内的微生物环境,希望能找到微生物环境与卵巢癌等妇科肿瘤之间的关联。

经过前期大量取样工作后,我们得到了一个极其庞大的数据库,但从其中找到线索谈何容易。一次,在周四的例会上,汇报完自己的工作进程后,我开玩笑说:"要是能租到国家'天河一号'超级计算机一个频道来帮我们计算数据,说不定研究还能进展得快些。"没想到马教授立刻说:"咱们的科研经费还有,你们去联系下,能租就租来用吧!"

我很幸运能成为这个团队的一员,在我看来我们这个团队之所以优秀,其原因就是大家齐心协力,互帮互助,不畏权威,屡败屡战。

组团做科研是最好的选择——妇产科

我国妇产科在近一二十年发展非常迅速,有很多技术从"跟风"逐渐迈向"引领"。在医学领域,我们有世界上最多的患者和世界上最多的医生,我们理应也完全可以通过不断努力,提出自己的观点,从"跟风"状态,转变到"引领国际"的状态。在同济医院妇产科大家有一个共识,尽快实现这种转变最好的选择是首先建立一个优秀的学术团队。

优秀团队的成员,尤其是青年医生的气魄要大些,要努力做国际同行没有做过的研究,做能颠覆他们传统观念的研究,做高水平的医学研究。当然,高水平的医学研究需要与临床难题紧密结合,需要从实验室转化到临床,需要最终能解决临床重大问题的研究。

优秀团队的成员,应该是勇敢的,他们敢于挑战权威,敢于不断创新,能够坦然面对失败,能够屡败屡战。国际指南说晚期宫颈癌手术治疗后要做放化疗,难道单独化疗不行吗? 国际权威说 HPV 病毒与上皮细胞 DNA 的整合是随机的,这有证据吗? 类似这样的质疑看似"狂妄",却引领我们去寻找证据,做出了优质的科研。当然不断尝试、不断创新也让我们饱尝失败的滋味,所幸我们知道做科研就会随时面对失败,每次面对失败大家会共担责任、共同总结经验,互相鼓励从头再来。资深医生多担当一分,年轻医生就多一分勇气,新想法、新质疑就会不断冒出来。

优秀团队的成员,应该是心胸宽广,能与他人通力协作的。每一项科研成果背后都需要研究者付出巨大的努力,而优秀的科研更是需要一整个团队的共同努力。比如我们已进入临床三期试验的国家一类创新抗肿瘤转移药物的研究,先后经过了 10 多年;比如我们对一万多名宫颈癌患者做的大型临床研究,整理病历、随访、统计等都需要烦琐而漫长的努力。为了让大家拧成一股绳,互相帮扶,我们每周四的科研例会坚持了近 20 年。会上每个科研小组除了汇报近期做了什么和将要做什么,还要重点说出自己遇到的困难,以及需要谁提供什么样的帮助。这样大家在不知不觉中习惯了今天你帮我,明天我帮他的状态,科研工作无形中进展得更顺畅,"传帮带"的理念才真正体现了它的价值。

今天,经过近 20 年的努力,我们营造了一个有勇有谋、有活力、有闯劲、有伙伴的团队。我们共同获得了国家重点学科、临床重点专科、国家重点实验室以及国家妇产科临床研究中心等称号。明天,我们希望推进国内的多中心临床研究,完善国内妇科肿瘤的登记系统、随访系统等,寻找证据不断改进现有的治疗方法,用我们的科研成果改写临床指南,造福更多妇科肿瘤患者。

（整理：蔡敏　李韵熙　常宇）

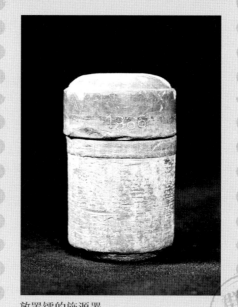

放置镭的施源器

1958年开始，医院在中南地区率先使用镭放射治疗宫颈癌；至1989年，镭放疗技术治疗患者近5万人次。

20世纪50年代末，器官移植临床和实验研究器械

甘于奉献

林竞成

夏穗生

蒋先惠

张　铼

金士翱

王兆椿

段生福

陆再英

张青萍

李　龄

赵灿熙

蔡红娇

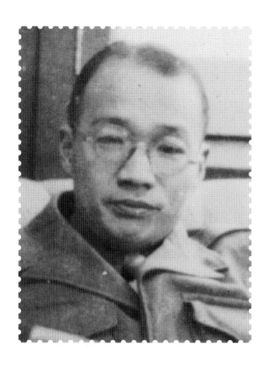

林竟成：

中国社会医学
拓荒者

林竟成是中国医界一位传奇的人物。

1933 年，他以年级第二名的成绩毕业于同济大学医科，却放弃在上海开业赚钱的机会，赴黄泛区去当了一名拯灾医疗队的医生。

抗战时期，他率领一支医疗救护队从"保卫大武汉"开始，经历三次湘北会战和黔桂战役，冒着日军炮火，救治伤病员无数。

他以同济医院为样本，将西方现代医院管理理念与经验用于中国医院，开创了我国医院现代化建设的先河，同济医院成为当时上海最著名医院之一，"北协和，南同济"誉满申城。

1950 年，中央人民政府政务院决定将同济医院内迁武汉，他作为组织者和领导人，与建筑大师冯纪忠合作建造了中国医院典范式建筑——同济医院住院部大楼，至今传为美谈。

1956 年，他负责筹建武汉医学院公共卫生系，是我国社会医学领域的拓荒者和领军人物。

"祖国就是我的一切"

1907 年，林竟成生于福州市，父亲为他取名"兆禧"。14 岁时兆禧插班进入当地教会中学读书，英语基础与同学相差甚远，但他勤奋追补，很短时间里就考得了好成绩。此事也使他深刻领悟到了"有志者，事竟成"的道理，于是改名为"竟成"，这两个字便成了激励他一生的"座右铭"。

1926 年，林竟成以优异的成绩同时被南开、同济两所大学录取，他立志学医报国，选择就读同济大学，1933 年他以全班第二名的成绩毕业，获医学学士学位。

林竟成毕业后在黄泛区拯灾医疗队工作，他认为"拯民于水火，增进民众的健康是必不可少的，尤其对一个人口大国而言，防病更重于治病"。他带着一名护士不分白天黑夜，每天接待 300 人次的患者。

1936 年，林竟成在《中华医学杂志》上发表署名文章，作为第一个关注公共卫生的学者，他在《中国公共衡生行政之症结》中从社会经济组织、社会心理、政治、民众教育程度、人才等方面，总结六点问题。他说，中国公共卫生行政有多阻力和困难，但在进步之中，则无人敢加以否认，有困难乃有奋斗，唯有困难乃见奋斗者之艰苦，惟懒惰之民族不能奋斗，此世界非怯儒民族生存之地。促进民族健康为复兴民族之先决条件，由此可知卫生人所负的使命，是怎样的重大，整个民族的光荣或耻辱在不久的将来，就可以判别了，我们应准备长期的艰苦奋斗。

1937 年，抗日战争全面爆发。满怀报国志的林竟成决心以一个社会医学学者的一技之长去实现抗倭保国的愿望。经人介绍，林竟成来到设在长沙的中国红十字会救护队总部请缨，总部任命他为第49医防队队长，从此投身于中国红十字会组织的抗日战地救护，开始了面对枪林弹雨的8年征程。

在保卫大武汉的战斗中，林竟成率领着他的队员活跃在兵站医院、难民收容所。武汉沦陷，救护队随军撤离武汉，此后转战长沙、衡阳、桂林。

湘鄂桂地区猖獗的流行性斑疹伤寒、回归热、疟疾，造成军队非战斗减员，是影响战斗力的重要因素。见此情况，林竟成率队跑遍湖南40多个县，夜以继日地防疫、治病，每到一处都要开展一场"灭虱（传染源）战"。他首创了酒灶式蒸汽灭虱器，花钱少，效果好，用此法先后为军民灭虱5万余人次，有效控制了流行性斑疹伤寒及回归热的发生。

1945年8月，我们迎来了抗日战争的胜利。回忆这段经历，林竟成感慨万千："艰苦环境培养了我不屈不挠的性格，更使我体会到了祖国就是我的一切。"

"一定把医院办得好过外国人"

抗战胜利的第二年，林竟成通过考试，赴美考察预防医学和医院管理；1947年9月回国，被任命为上海国防医学院附属陆军总医院副院长、国防医学院教育处长兼公共卫生学教授。从宜宾迁回上海的同济医学院刚从中美合作所手中要回了原本属于学校的中美医院，百废待兴。同济大学出面借调林竟成回母校任职。1947年10月，他受同济大学校长之聘，任中美医院院长兼公共卫生学馆主任。

林竟成极力推进医院改革：为培养青年业务骨干，首次在中美医院内科、外科和肺科实行住院总医师制，这批人员日后皆成为中国医学界知名专家；他在我国率先将预防医学引进医院，成立预防保健科；他参照欧美等国现代医院管理经验，建立人员及医事管理制度，选送人员学习病案管理，聘请留美专家管理后勤。在他的改革下，医院规模、医院管理水平和医疗质量均前所未有,远超德国人主办宝隆医院时的水平。林竟成学生时代的誓言,"有朝一日我当上这个医院院长,一定把它办得好过外国人"变为现实,颇感扬眉吐气。

上海解放后,林竟成仍被任命为院长。1952年,上海的医务工作者组织抗美援朝志愿医疗手术队,林竟成不顾腰椎疾病在医院内第一个报名,全院180名医护人员群起响应。林竟成被任命为第一大队的大队长和副总队长。当时,林竟成是穿着石膏背心开赴东北的,并荣立三等功。

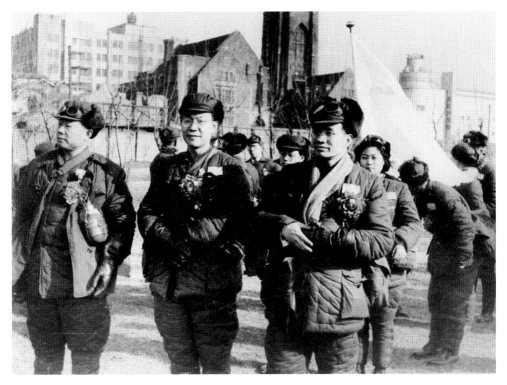

林竟成(右一)参加抗美援朝志愿军

中华人民共和国成立后的第一个春天,中央人民政府政务院决定:同济大学医学院及附属同济医院迁建武汉,为同济的振兴和发展开拓了广阔的前景。林竟成从抗美援朝志愿医疗手术队回到上海后,就立即投身到迁院的组织动员、新院选址和设计中来。

他和中国的著名建筑学家冯纪忠一起为同济医院新院设计了一幅蓝

图——工程分为两期,建筑面积 4 万平方米,床位 1 000 张。第一期工程 2 万平方米,为飞机型的 4 层住院病房及配套设施。第二期则在纵深部,矗立起一栋高层建筑,使之与先期工程浑然一体,平实与巍然相辉映,寓壮丽于平实。为了这幅蓝图,林竟成倾注了全部的心血与智慧。他将从美国带回的医院设计图、资料和英、德、俄及我国医院有关资料做对比,力图拿出适合我国国情的最佳方案,并同土木工程师跑遍北京各大医院参观,而后和总设计师多次召开医疗专家座谈会听取意见。为使前期工程早日完成,林竟成亲任基建处主任,食宿在工地。当今天翻阅那本早已发黄的记录《林院长施工日志》,仿佛见到他当年疲惫而忙碌的身影。

同济医院病房大楼被国内外多家建筑刊物所推介,20 世纪 50、60 年代两次入选中国优秀建筑。1955 年,一座实用、美观的现代化医院建筑在昔日的沼泽地上拔地而起,被誉为亚洲典范式的医院建筑。

毕生精力献给了社会医学

林竟成毕生致力于社会医学的研究,为中国社会医学事业做出开创性的贡献。

1956 年,国家重点医药院校——武汉医学院筹建卫生系,林竟成出任系主任,在一片荒芜的土地上建设武汉医学院卫生系。

1978 年,林竟成踏入古稀之年。这时的他已是病痛缠身,凭着对事业的执着追求,林竟成在社会医学领域里做最后的冲刺。在很短时间内就翻译汇编了数册国外社会医学资料,从无到有地编写出社会医学教材,主持开办全国社会医学讲习班,受卫生部的委托主编《国外医学·社会医学分册》(现《中国社会医学杂志》),成立社会医学研究所,在国内产生重大影响。

招收研究生制度恢复后,他一口气带教了 5 名研究生。他给研究生上的第一课是思想品质课,他说:"研究生仅有较高的学术水平而缺乏较高思想境界,还不能攀登学术高峰,即便达到一定的学术高度,也不符合党、国家和人民的要求。有德无才不行，有才无德更要不得。培养德才兼备的研究生是时代的要求。" 他笔耕不辍，先后出版了《社会医学发展史》《社会医学简介》《中国社会医学发展概况》《从医学哲学及社会关系论社会医学》等6 部专著，为中国社会医学的发展奠定了基础。

红烛燃尽，但生命之火长明。1987 年 7 月 22 日，林竟成走完了他 80 年坎坷却波澜壮阔的一生。此前两个月，这位耄耋老人坐在病床头，用他那双颤抖的手为纪念母校 80 年校庆撰写《论 "同济" 精神》；逝世的前一天，他还在对《预防医学发展史》一书的书稿逐字逐句地校阅、修订。林竟成把毕生的精力献给了他所热爱的事业——社会医学；中国的社会医学史上也将永远镌刻着他的名字——林竟成。

（作者：马先松）

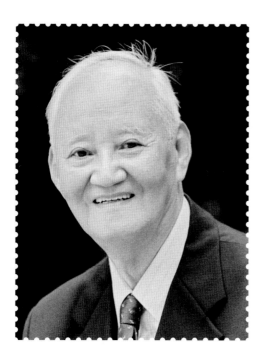

夏穗生：
中国器官移植
之父的生死之
约

"我国累计器官捐献志愿登记者超过 626
万人，公民逝世后器官捐献累计完成 45 800 多
例，捐献器官 13.9 万多个，挽救了 10 多万名器
官衰竭患者的生命。" 这是 2023 年一份关于我
国器官移植发展状况的报告。

在我国，每年有超过 2 万名患者因为各种
疾病接受器官移植手术，让生命之花再次绽放。
从出生仅 2 个月的婴儿，到古稀之年的老者；从
单独的肾脏移植到多器官联合移植；目前，我国
已实现包括心、肺、肝、肾、胰腺、小肠在内的胸
腔、腹腔脏器移植。

读起那些重获新生的故事，人们常为那些
人性的温暖、惊心动魄的救治感动落泪。被誉

为"医学之巅"的器官移植,在我国是如何一步步从实验走向临床应用的?这一切,都离不开一个人——同济医院夏穗生。

用 130 只大型动物的实验打开中国器官移植事业的大门;建立我国第一个器官移植研究所;实施亚洲第一例腹部多器官移植手术;培养我国器官移植第一批研究生……面对无数的"第一",这位老人常说:"我一生只做了'一件事',唯愿不负国家培养。"

突破技术难关,只能靠自己

夏穗生出生在浙江余姚的一个殷实之家,中学时代在上海度过。沦陷时期的上海,多数大学日语为必考,夏穗生报考了考英语、德语的上海德国医学院,面试时他用一口流利的英语回答了主考人提出的全部问题,其他课程尚未考完就被提前录取,从此与医学结缘。1949 年,夏穗生从同济大学医学院毕业,成为新中国培养的第一批医生。确定研究方向时,他义无反顾选择了外科。"那时,外科在我国刚刚起步,有许多工作需要去做。"

1955 年,国际上首先实施动物的同种异位肝移植实验。在那个信息闭塞的年代,这一医疗界的新闻并未被广泛传播。1958 年 9 月 10 日,夏穗生将一只大型动物的肝移植到另一只动物的右下腹,那时,还不知道什么是排斥反应,也根本无法处理排斥反应。术后,这只移植了肝脏的动物存活了 10 个小时。这是国内对于肝移植的一次实验性探索,与国际医学发展不谋而合。这一年,33 岁的夏穗生还因发表中国第一篇关于肝切除的文章而崭露头角。

1963 年,美国施行了世界首例人体原位肝移植手术,患者存活了 7 天。

消息传出,步入不惑之年的夏穗生立即查询英文和德文的相关资料。然而翻阅所有相关论文、报道后,夏穗生的心凉了半截——手术方对核心技术只字未提。但 1964 年,在《国外医学动态》杂志的第 10 期中,夏穗生首次向中国医学界介绍了这一器官移植领域的最新进展,这标志着中国首次对器官移植领域的报道。

"突破技术难关，只能靠自己。"夏穗生翻阅资料、建立实验室，由于缺乏人力、财力的支撑，在长达 9 年的时间里，这项工作一直在胶着中进行。

1972 年，夏穗生出任武汉医学院附属第二医院腹部外科研究室（现器官移植研究所）副主任。年近半百的他，在重症肝病患者的眼神里，感受到强烈的求生渴望。"肝脏疾病一旦到了终末期，肝移植就是患者唯一的希望，器官移植事业亟待启幕。"

屡败屡战，攀登医学之巅

在同济医院档案馆里，一张发黄的手术照片定格着那段尘封的历史。

一幢古旧的两层小楼，刻录着夏穗生和同事们最艰苦的 5 年时光。看似平淡无奇的实验室，注定惊心动魄。一个直径约 70 厘米的小型消毒锅，是实验室里最先进的"家当"。这个靠一盏煤油灯点火、不停往打气口打气才能升温的设备，仅术前消毒就需要耗费一天的时间。

1973 年 9 月 5 日，第一次异体原位肝移植动物实验进行。

供肝组取肝、受体组切肝并实施肝移植，一个看起来原理非常简单的手术，却潜藏着重重危机。血管吻合的顺序、凝血机制的建立、术后排异的规避……一系列问题都是未知。

第一次实验失败了，第二次也失败了，第三次还是失败。

夏穗生把实验动物的肝脏切下来后，创面血流如注，他只能用细丝线逐个点去结扎。当时电刀还未问世，没有电凝刀，更没有氩气刀、等离子刀。没有止血纱布，也没有止血凝胶。怎么办？大家只能耐着性子仔细用细丝线沿一个一个点去结扎。丝线容易断，大家就必须反复打结。每次手术下来，仅打结就有 400 个，才能将出血点止住，这大大增加了手术时间和风险。

经过一段时间的实验研究，夏穗生发现出血的原因有两个：一是供肝失活或功能极度不良；二是受体肝被切除后，无肝期凝血机制紊乱。昼夜攻关,他发现在常温下肝脏耐受缺血时间极短,但如果将缺血的肝脏迅速以4℃的保存液灌洗降温,就可以延长存活时间,达到4小时左右。

问题发现了,可购买昂贵的保存液又成了难题。

"自己做!"这难不倒夏穗生。于是大家参照国外保存液的成分,与免疫教研组、同位素教研组协作,自制溶液,成功延长了缺血肝脏的存活时间。

受体肝的切除与移植是手术成功的关键,这也是肝移植的核心技术。是先缝合门静脉还是肝脏下腔静脉? 他们发现先缝合靠近心脏的下腔静脉,再缝合门静脉,可以尽快恢复血液循环,解决肠道淤血的问题,加快功能的恢复,从而结束无肝期。

问题接踵而至,手术中没有心电监护装置,怎么办? 那就将中心静脉压力表固定在输液架上,然后接上试管,进行人工监测。

手术结束开放门静脉之后,实验动物却出现了心源性猝死,又是什么原因? 肝移植小组抽丝剥茧,发现原来是保存液中高钾的关系。当钾离子高于 7mmol/L 时,就会引起严重的心律失常,会导致死亡的发生。于是他们在开放门静脉之前,先控制肝脏靠近心脏的血管的血流,然后从下腔静脉放血 100 ～ 200 毫升,让受体动物免受高钾的刺激。

手术后动物的肝功能还未恢复,不尽快回到正常体温,容易产生并发症。但当时手术室没有空调,武汉的冬天常常在 0℃徘徊。怎么办? 用煤炭生炉子给实验动物取暖!

器官移植后的排斥反应是一项世界医学难题,国内外都在攻关。由于当时没有有效的免疫抑制剂,肝移植后的动物往往只能存活几十个小时。"这样的移植对延长生命失去意义!"夏穗生带领移植小组最终发现从马身上提取的抗胸腺细胞球蛋白(ALG)可以更好地控制排斥反应。

历经 4 年多时间,开展 98 次分解手术、实施 130 次动物的原位肝移植术后,谜团终于被一一揭开。经过多番改进,肝移植手术核心模式终于被确定下来。这是中国人第一次自主掌握哺乳动物大器官移植的完整手术。

甘为人梯，夯实医学之基

1977 年 12 月 30 日，夏穗生刻骨铭心。

那天，他为一位肝癌晚期的女患者成功施行了肝移植手术。

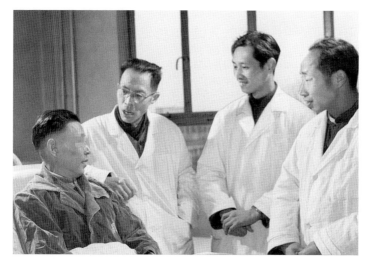

夏穗生（右二）查房

不久后，又为一位男性患者开展了肝移植手术，患者存活了 264 天，创下了当时国内肝移植存活时间最长的纪录。

从实验室到人体，器官移植实现了令人振奋的跨越。中国人体器官移植事业从无到有，就此起步。

1978 年，夏穗生在《中华外科杂志》发表该研究成果，并在中华医学会第九届全国外科学术大会上报告，整个外科学界为之振奋。中国器官移植界公认，20 世纪 70 年代武汉医学院附属第二医院卓有成效的移植研究推动了我国肝移植第一次高潮，也开创了亚太地区肝移植的先河。

1979 年，经卫生部批准建立的我国首个专业从事器官移植的研究机构——武汉医学院器官移植研究所诞生了，首任所长由著名外科学家裘法祖教授兼任，夏穗生任副所长。

1985 年起，夏穗生担任器官移植研究所所长。在他的率领下，先后建立起肝脾移植、肾移植、胰腺移植、细胞移植等6个研究室,拥有一批与国际比肩的先进的仪器设施。1986年,器官移植研究所成为卫生部重点实验室,不久又被国家教委列为重点学科和重点实验室,夏穗生亦被指定为全国器官移植的学术带头人。

研究所在全国器官移植研究领域崭露头角。1982年,夏穗生主持的国内首例胰腺移植获得成功,是亚太地区开展胰腺移植最早的机构;1983年,他在国内实施首例尸体供脾移植成功;1987年,与德国协作进行"同种带血管复合组织瓣移植修复颜面部缺损"实验成功,开启国际器官移植合作先例;1989年首例亲属活体脾移植成功,创造世界脾移植例数最多、疗效最好纪录;1994年,亚洲首例腹部多器官移植成功,至今仍保持着存活时间最长的亚洲纪录……与此同时,各类细胞移植的研究,异种移植的研究,HLA人类白细胞抗原技术的研究,国产抗排斥药物的研究,国产单克隆抗体的研究,移植免疫的研究,以及移植治疗某些晚期癌肿的研究,在夏穗生的领导与组织下稳步推进并取得众多成果。

正当医学界为夏穗生屡创移植纪录而惊叹时,他却悄然"转身",转而培养器官移植事业"接班人"。

"让中国器官移植的事业发展壮大,关键是人才。""让年轻人站在前台,我的任务是搬梯子。"这是夏穗生常说的话。他对学生们的学术要求,是国内暂无人研究的课题和国际最先进的课题,"因为只有这样,才能立起中国医学的脊梁。"刘乐欣、姜洪池等一大批国内器官移植中坚均出自夏穗生门下。

2011年,夏穗生凝聚自己毕生科研和临床经验,主编《中华器官移植医学》专著出版。书序中评价:"夏穗生教授是我国器官移植事业的开创者,他70年的奋斗史也是我国器官移植事业发展的生动写照。作为我国器官移植的奠基者,他鞠躬尽瘁,参与、推动和见证了我国器官移植发展至今的全过程。"

如今,器官移植的"中国模式"已成世界医学楷模,但器官短缺依然是一个难题。每年等待器官移植的终末期器官功能衰竭患者约 30 万人,而能够获得移植机会的"幸运者"仅在 2 万人左右。

2013 年,夏穗生登记成为一名遗体(器官)捐献志愿者。"要别人捐献遗体器官,自己不做出榜样,只讲空话,不做实事,不行。"夏穗生希望,在不远的将来,有越来越多的人因为器官移植获得新生,我国可以为世界器官移植事业提供更多的中国方案。

2019 年 4 月 16 日,夏穗生教授辞世,享年 95 岁。家属遵从夏老遗愿,捐献角膜。他实现了自己的承诺。

(作者:常宇 蔡敏)

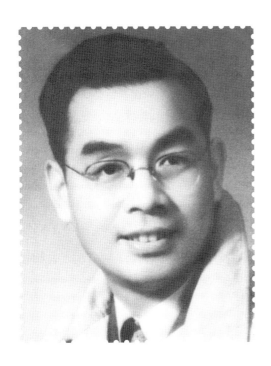

蒋先惠：
从"零"起步到名扬全国

同济医院神经外科创始人、博士生导师——蒋先惠教授是四川阆中千佛人，幼年在家乡读小学，青年时代先后在成都、昆明、宜宾、上海等地读中学和大学，1948年毕业于同济大学医学院即留附院工作至今。

从医的五十年里，蒋先惠抢救医治的患者不计其数，他培养的学生遍布在全国各地。即便是已近七十的高龄，他仍然天天上班或查房；坚守在医学教育岗位上。

从"零"开始，创建神经外科

中华人民共和国成立前，我国没有独立的

神经外科,神经外科事业几乎是空白。当时仅仅少数几个普外科医生兼做脑部手术。

1952年,全国第一个神经外科专科医师培训班在天津开班,蒋先惠立即前往天津医学院进修神经外科,是我国神经外科创始人赵以成教授最优秀的学生之一。一年后,他回到同济医院开始组建神经外科。

在当时,神经外科学科的开展面临着种种困难:医护人员不够,他自己培养;手术经验不足,他手绘各种脑部手术彩色图谱;手术器械短缺,他设法自己制作,因地制宜,因陋就简……在失败面前,他并没有止步,而是不断探索,并很快与著名外科专家裘法祖教授合作,陆续开展颅脑损伤、颅内和脊髓肿瘤等手术治疗。最终将同济医院神经外科办成全国著名的神经外科中心之一。

经过长年累月的艰苦实践,他积累了丰富的经验,20世纪60年代陆续在《中华外科杂志》上发表了多篇极有影响的学术论文,如《颅后窝硬脑膜外血肿》《听神经瘤》《脑型血吸虫病的外科治疗(经手术治疗四例报告)》以及《颅内肿瘤手术治疗的一般原则和技术》等,特别是《急性颅脑损伤临床分类的刍议》一文,对我国神经外科颅脑损伤的处理起着重要的指导作用。

蒋先惠在学术上造诣精深。为了更好地促进我国神经外科的发展,他广泛查阅英文、德文相关资料文献,结合临床经验,写出了我国神经外科领域较早的专著——《急性颅脑损伤临床处理的基本问题》。1975年又主编了《颅脑损伤》一书,一直为国内外许多医学院校所推崇,尤其受广大基层神经外科医生欢迎。后来,蒋先惠又参与《中国医学百科全书(小儿外科学)》《中国医学百科全书(神经外科学)》,以及高等医学院校统编教材外科部分的编写工作,主编了大型系列参考书《小儿神经外科学》,为我国神经外科的发展做出杰出贡献。

推动省内外基层医院神经外科建设

蒋先惠数十年如一日,不图名利,只为那一份对神经外科事业的坚持。

20 世纪 60 年代初,蒋先惠就开始积极组织湖北省外科学会神经外科小组的学术活动。在他长期不懈地努力下,不仅推动了省内外基层医院神经外科工作的开展,而且为中南地区神经外科学会的发展起到了决定性作用。

1980 年,蒋先惠当选中南五省区神经外科学会的主任委员。1982 年,他又主持成立了中华医学会湖北省神经外科学会,这在全国省级学会中为首创,他也被选为主任委员,接着在武汉市神经外科学会上被选为主任委员。他还是中华医学会神经外科学会的常务委员,《中华神经外科杂志》编委,美国神经外科医师学会会员,并多次收到来自德国、美国、法国、意大利、西班牙、印度等国家参加学术会议的邀请书。

漫漫医学路,蒋先惠非常重视人才梯队的培养,并迅速组建起神经外科专科队伍,其中教授 3 人,副教授 3 人,讲师 5 人,助教 10 余人。为了加快学科的建设,这支队伍在搞好医疗和教学的同时,积极开展科研工作,并取得丰硕成果。其中,"脑脊液体外引流在急性颅脑损伤中的运用研究""无活瓣、无接头导管在脑室心房分流术中的应用""听神经瘤的显微外科切除术""一种新型神经外科头架""脑自持软轴牵开器"及"脑胶质的综合治疗"等课题均通过国家认定,达到国内先进水平。据不完全统计,从医 50 年,蒋先惠先后在各杂志上发表有影响的学术论文共 60 余篇。

同时,蒋先惠还组织举办了多期神经外科进修学习班,倾心传授经验,为全国各地培养了 200 多名神经外科医生,为神经外科在基层医院的发展做出了巨大贡献。

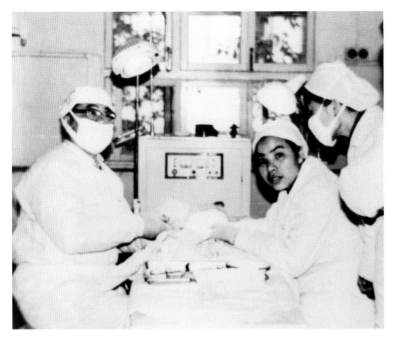

蒋先惠（左一）在做手术

教书育人，桃李天下

1978年，蒋先惠因长期紧张和超负荷的工作，积劳成疾。中心性视网膜炎让他的视力明显下降，这意味着他不能上手术台了。

正在此时，国家恢复了研究生招生制度，蒋先惠被批准为硕士生导师。我国神经外科起步较晚，神经外科作为一门新兴医学科，尽管国内的几个神经外科中心全力开展人才培训，但仍满足不了全国的需要。现在的他可以招收培养研究生，未来这些人才就是我国神经外科发展的希望。

研究生一进校，他就和教研室的老师们一起认真研究和探讨培养研究生的方法，从选题到课题开展，每一环节都关注到。当时，大多数研究生来自外地，人生地不熟，他想方设法地解决他们的各种困难，创造条件保证学生的研学。当然，蒋先惠对学生的学习一点儿不马虎，要求十分严格。学生的论文，他都会逐字逐句审阅，就连标点符号和引文上的差错，他都会细心纠正，一篇论文改上一遍又一遍，直到满意为止。

十年里，他和教研室的老师们一起摸索出一套适合神经外科实际情况的研究生培养方法，让研究生既能够学会一定的科研本领，又能提高他们的临床实践水平，并在各自的岗位上大显身手。

蒋先惠还十分关心学生的思德、医德教育。他常常讲，作为一名神经外科医师，首要是抢救患者的生命，但保存患者的生理功能也至关重要。面对社会上的不正之风，他时时告诫自己的学生不要染上恶习。这一切都体现了蒋先惠希望学生成长的良苦用心。有次蒋先惠收到一位学生加入中国共产党的喜报，他高兴地向这位学生表示祝贺，勉励他继续努力工作，争取更上一层楼。

1986年，蒋先惠开始招收博士研究生。虽然工作负担越来越重，要求越来越高，然而，他信心更足，劲儿更大，正像他给一名研究生的赠言那样："他山之石，可以攻玉。"

（作者：雷霆）

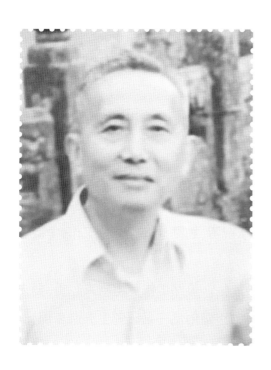

张铼：
肿瘤放疗领域的勇敢探索者

医学的长河中,总有一些名字如同璀璨的星辰,照亮了人类健康的道路。张铼,这位著名的肿瘤学家、同济医院肿瘤科的创始人,从医43年,他以其卓越的医学成就和高尚的医德、无畏的探索精神和无私奉献,使同济医院肿瘤科从小到大不断发展,为肿瘤医学的发展作出了巨大贡献。

从无到有,倡导创建肿瘤科

张铼,出生在浙江省嘉善县。1942年,他考取了上海德国医学院,在顺利完成德文预科学习后进入大学本科学习。1946年毕业后被分配到中美医院担任妇产科医师。在随后的十几年里,他作为助教,跟随中国妇产科学先驱金问淇教授,从事妇产科的临床、教学和科研工作。

1960 年,同济医院决定成立肿瘤科,作为妇产科医生的张錬与外科、放射科的其他 8 名医师一同,肩负起了从零开始创建肿瘤科的重任。

张錬敏锐地认识到肿瘤治疗应该采取个体化的综合治疗方案,基于这一理念,他着手筹建的肿瘤科不仅涵盖了肿瘤内科学,还包括了肿瘤放射治疗学和肿瘤化学治疗学,正是这一前瞻性的决策,使得同济医院肿瘤科成为全国医院中最早的综合性肿瘤科。这一创举,标志着临床肿瘤学、放射治疗学和化学治疗学在该领域的初步建立和发展。

作为一名妇产科医生,张錬尤其关注宫颈癌。当时,中国宫颈癌发病率约为 32.6/10 万,晚期宫颈癌患者深受病痛的折磨,张錬总想为她们做点什么。

追溯至 1898 年,居里夫妇发现了镭,其放射性能摧毁癌细胞,从而为癌症治疗带来了新的希望。到了 1913 年,镭疗成为国外癌症治疗的常规辅助方法,加上肿瘤化学药物治疗的广泛研究,放射治疗和药物治疗作为辅助手段,开始在癌症治疗中发挥作用。镭疗更是在治疗皮肤癌、宫颈癌等表浅肿瘤方面效果显著。

张錬了解到放疗在国际上的发展趋势,于是积极倡导同济医院引进当时稀有的放射性元素镭,将镭疗应用于宫颈癌治疗。20 世纪 60 年代,同济医院开始建设镭疗室,开展更多类型肿瘤放射治疗。

镭的半衰期长达 1600 年,意味着只要镭持续存在,就会持续衰变并释放 α 粒子。尽管小剂量的 α 射线穿透力有限,张錬仍坚持确保镭疗室的密封性,以防任何泄漏风险。他要求施工队 24 小时排班不间断地工作,以确保混凝土的连续浇筑,避免因停工使得墙体产生气泡或是缝隙。

肿瘤科于世英教授回忆,"后来医院要建设新的后装治疗室,拆除镭疗室,工人们面临了不小的挑战,因为其十分坚固只能用锤子手工逐一敲击"。所以建设后装治疗室筑时,也借鉴了张錬当年的方法,连续作业,一体式灌注建筑。

"赤膊"上阵,坚守镭疗的第一线

在那个缺乏国际通用指南的年代,医生们几乎是在没有任何防护的情况下,赤膊上阵、为患者进行镭针治疗。镭针的精准置入至关重要,不仅要消灭肿瘤,还要避免对周围健康组织造成损伤,治疗过程完全依赖医生的经验和技巧。张铼深知这一点,他根据患者的具体情况,不断查阅文献,自学新知,积累经验。

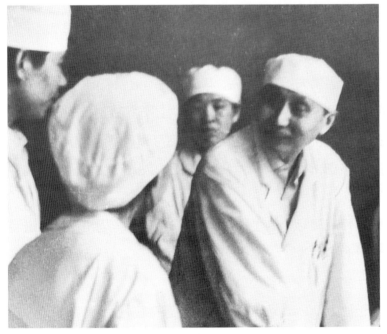

张铼(右一)查房

每一例宫颈癌患者的病灶局部形态、浸润范围及深度均有很大差异。剂量计算涉及多个步骤和体系,没有计算机辅助,所有照射位置和剂量的计算都需医生手动完成,其复杂繁琐可见一斑。张铼为了治疗的精准性和安全性,身先士卒,即使自己的白细胞曾降低 1 000/μL 以下,仍始终守在镭疗的第一线,从未有过退缩。

如切如磋，探索减轻患者的痛苦良方

在当时，一次镭疗照射需要 47 小时，期间患者的一切生活需求——饮食、排泄——都必须依靠医护人员的帮助，张錝从未有怨言。

镭疗的整个过程，由于患者患处癌细胞崩溃，会有大量脓液流出，需要阴道冲洗。经过研究和实践，张錝成功摸索出阴道冲洗法，在操作过程中最大限度地减轻了患者的不适感，还确保了清洁效果。更令人欣慰的是，一些患者治疗回家后，夫妻生活和美，未因疾病受到影响。一个小小的技法的改变就能解决问题，这也让张錝引以为豪。

到了 20 世纪 80 年代末，张錝紧跟国际医学前沿，创新性地引入了后装治疗机开展多种癌症的腔内治疗，这种技术通过机械操作精确控制腔道里的施源器照射肿瘤，整个治疗时间缩短至仅需几分钟。不仅极大提高了治疗的效率和患者的舒适度，也减少了医务人员直接接触放射源的风险。

张錝还开展了移动性放疗技术和自身骨髓移植术，以及骨髓母细胞全中枢神经系统照射等难度高、日剂量大的化疗。同时，他还研究并应用"三联镇吐疗法"，显著降低了治疗反应及副作用，减轻了患者的痛苦。

孜孜以求，绘制肿瘤学科的发展蓝图

同济医院肿瘤科综合治疗的发展，与中国肿瘤学科教育的相伴而行。作为同济医院肿瘤医学的创建者，面对肿瘤治疗领域的种种挑战，张錝始终坚持"没有标准，就制定标准；没有人才，就培养人才"的理念。不仅积极探索和实践，更在心中精心绘制了肿瘤学科的发展蓝图。

1978 年，医院率先开启了肿瘤科研究生的招生工作。张錝深知，只有通过高标准的制定和专业人才的培养，才能最终推动肿瘤学科发展。

"20 毫升血的丢失，对于患者来说都是损伤"，他常跟学生强调，了然于心,才能做到心中有数,治疗中才能更加精准。

　　张錬查房时要求严格,他要求医生能够背诵患者的各项指标,确保对患者状况了如指掌。他还特别强调术后随访的重要性,认为这是评价医疗效果可靠的指标,对患者的康复和疾病防治至关重要。张錬要求医生们记录下患者详细的家庭地址,以便于进行随访。这一传统在肿瘤科得以传承至今。

　　张錬从医任教 43 年,带领同济医院肿瘤科将肿瘤治疗方式从单一的镭放射治疗宫颈癌,逐步扩展到化疗,并从单纯的宫颈癌治疗扩展到鼻咽癌、食管癌、支气管肺癌及乳腺癌、恶性淋巴瘤、脑肿瘤等多种肿瘤的治疗。直到他生命最后几天,仍工作在岗位上。他为肿瘤医学的发展作出了不可磨灭的贡献。

(作者:田娟　常宇　蔡敏)

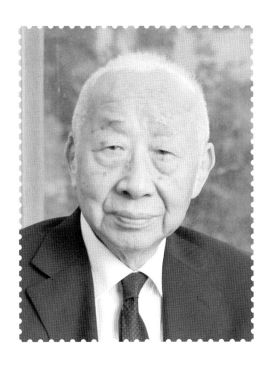

金士翱：
临危受命终成中国麻醉学先驱

他是推动麻醉学专业进入我国高等教育科目的第一人，不仅促成高等医药院校临床医学类中增设"麻醉学专业"，还作为当时全国仅有的3位麻醉学博士生导师之一，培养了中国第一批麻醉学博士。作为我国著名的麻醉学先驱、医学教育家、中国麻醉学杰出贡献奖、终身成就奖获得者，同济医院麻醉科教授、主任医师，金士翱将自己的一生都献给了麻醉事业。

外科转行来的麻醉"先驱"

金士翱生于1923年10月。1949年金士翱从同济大学医学院毕业后进入南京中央医院

（现中国人民解放军东部战区总医院）任外科住院医师，1950 年 8 月回中美医院任外科住院医师，不久后担任外科总住院医师。当时，麻醉医生奇缺，时任外科主任的裘法祖为此十分焦急，特意安排金士翱负责临床麻醉，此后金士翱走上了专职麻醉医生的道路。

1952 年，金士翱到中山医院学习，师承我国现代麻醉学奠基人吴珏教授。一年时间，金士翱就成了基础扎实、临床技能极佳的麻醉医师。吴珏教授有意留他在身边当助教，金士翱却急切地想回到同济去改变那里临床麻醉不足、人才欠缺的现状。

1953 年，金士翱进修结束回到同济医院，随即建立麻醉学组。在金士翱的主持下，同济医院麻醉学科进入全面发展阶段。许多手术不再因缺少麻醉而受到限制；麻醉和手术后并发症也大为降低。一些大型开胸手术如肺切除、二尖瓣狭窄闭式分离取得较好效果。

1955 年，同济医院迁驻武汉。1956 年 6 月，医院麻醉科正式成立，不仅担负全院乃至湖北省的抢救和麻醉业务，而且接收各地送来的麻醉师培训。1962 年，金士翱晋升为副主任医师。当时，全国麻醉专业高级职称人员不到 10 人。

1964 年 5 月，全国第一次麻醉学术会议在南京召开，金士翱在大会上所作的《主动脉移植手术的麻醉经验》报告，首次报告了采用降低患者体温和人工控制低血压措施应对手术中阻断主动脉引起的一系列病理生理改变的良好效果，引起出席代表的关注。

1979 年后，武汉市麻醉学专业委员会和湖北省麻醉学专业委员会先后成立，金士翱教授被推选为主任委员。1984 年，金士翱被国务院学位委员会批准为博士研究生导师，是当时全国仅有的 3 位麻醉学博士生导师之一。

中外麻醉学术交流的使者

20 世纪 70 年代末，中国医药界掀起一股"针刺麻醉"之风。这股风也刮到了欧美,国外的同行们想到中国来看个究竟。同济医院在德语国家有较高的知名度,一时间,到同济医院考察针刺麻醉的国外医学团体络绎不绝。金士翱既是麻醉专家,又精通德语和英语,是医院委托的主要接待专家。每次介绍中,他总是坦诚相告:针刺麻醉是中国的传统医学,目前主要是基础研究,的确取得了一些成果,而临床试验只是选择某些浅表性、局限性病例,并且以患者的自愿同意为前提,绝大多数手术采用的仍然是现代常用的硬膜外麻醉或全身麻醉。金士翱领他们参观手术,访问患者。国外的同行因此明白了"针刺麻醉"是怎么回事儿,有位学者还就针刺麻醉专程来到武汉访问金士翱,回国撰文发表在德国《医师报》:"中国的麻醉并非只用针刺麻醉,在许多适应证情况下,金教授还是施行西方常用的气管内麻醉方法。"由此,消除了西方同行的诸多误解,也使金士翱清楚地意识到:中国麻醉事业的发展离不开国际技术借鉴与交流。

为此,金士翱成为了一位沟通中外麻醉医学交流的学术使者。1982年10月,德国萨尔州萨尔大学医学院举办"中国周"活动,受德方邀请,中国政府派医学代表团参加。这是我国与德国建立外交关系10年后首次派出医学代表团,金士翱被卫生部指定为代表。金士翱被邀请在大会上作《中国麻醉学发展概况》的学术报告,这是德国专家首次聆听来自中国关于东方医学的报告,反响极大。"中国周"活动让德国知晓了中国卫生科技的发展,也认识了中国的医学专家。

两年后,金士翱再次出现在萨尔大学医学院的学术报告厅时,已经是这个学校的客座教授了。他以一口流利的德语先后作了《中国医学教育》《硬脊膜外阻滞麻醉经验》《原位肝脏移植的麻醉》等学术讲座,深入浅出,幽默风趣,好评如潮。1985年2月1日,《萨尔州报》大篇幅报道了学术报告盛况。奥地利维也纳大学闻讯,特地邀请金士翱前去讲学、访问。讲课之余,金士翱抓紧时间向德国同行学习,或进行切磋、交流。交谈中,德国麻醉师反映,在施行硬膜外麻醉中普遍感觉层次不易把握。金士翱观察发现,德国所用麻醉针过于锋利,穿刺中难有层次感,而中国的麻醉针利钝适中,他即电告国内邮寄 50 根送给德国同行,他们使用后,连声称赞"中国技术实用"。

金士翱学识渊博,为人谦和,深受德奥两国同行尊重。在他的牵线搭桥下,同济医科大学先后与德国萨尔大学医学院、杜塞尔多夫大学麻醉学研究中心、奥地利维也纳大学医学院麻醉学研究所建立教学与业务合作。1994年,中德在武汉召开中德心血管病学和麻醉学研讨会,金士翱和德国教授为共同主持人。

中国麻醉学科建设的推动者

20 世纪 80 年代,麻醉学已形成自身的理论和技术体系,许多发达国家将麻醉学与内科学、外科学等并列为二级学科。我国随着临床医学的迅速发展,以及需手术治疗的危重患者的日渐增多等,对麻醉学专业人员的要求愈来愈高。而客观存在的现状是,麻醉医师的质和量远远落后于现实的要求。一些医院因缺少麻醉医师而使手术推迟,甚至导致无法开展外科手术,更有一些医院因麻醉质量不高而造成麻醉意外或事故。

金士翱深知,造成这种局面的根源在于:我国没有麻醉学专门人才的培养机制,麻醉人员多由医生、护士转行而来,高层次麻醉人才的培养更无从谈起。他苦苦思索着、探寻着,从调查研究入手,收集资料,寻求良策,撰写《走我国自己道路,解决麻醉科后继乏人问题》一文,准备呈报有关部门。

1987 年 3 月,国家教委在南京召开全国普通高校医药本科院校专业目录预审会,金士翱作了《走我国自己道路,加速培养高级麻醉学专业人才》的专题发言,引起与会者的共鸣。当年 5 月,在杭州召开的正式审定会确定在临床医学类中增加"麻醉学专业"的设置,并委托金士翱等 3 位教授编写麻醉学专业的培养目标、主干学科、主要课程、授予学位等。他们夜以继日,很快完成任务。

随后,我国十余所医药院校开设麻醉学本科专业,并面向全国招生,每年培养专业麻醉医生 1 000 余名。从 1981 年至 1996 年,金士翱教授共培养了 16 名博士、硕士研究生。如今,这些学生已是国内外麻醉学界的精英,活跃在中国乃至世界麻醉医学教学和研究舞台。

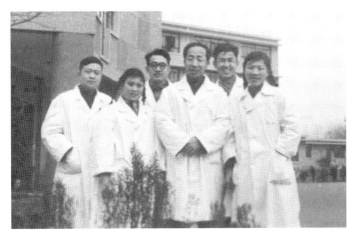

金士翱教授(右三)与进修医师

1990 年,金士翱获国家教委"从事高校科技工作四十年"表彰;1994 年,获卫生部对《汉德医学大词典》编译工作表彰;1993 年,获国务院政府特殊津贴。

爱给学生举办音乐会的"指挥家"

在手术台和教学上极致严谨的金士翱,在生活中却有着极致浪漫的兴趣爱好。金士翱家中的客厅里摆放着一架老式的钢琴,窗台上整齐堆放着的,有一半是音乐方面的资料和影碟,卧室的书架上放着一整套《古典音乐欣赏入门》。他的家中时不时就会有一阵阵交相叠错的交响乐音传出,每当这时,邻居们都会心一笑:"金教授又在开音乐会了。"

由于对音乐,特别是古典音乐的热爱,他在专攻麻醉之外,还积极探索"音乐辅佐治疗"在麻醉与危重症医学上的应用。来汉以后,金士翱和同济医学院几位志趣相投者组建"爱乐小组",在同济医学院举办过古典音乐欣赏会 150 余场,参与者超过 1 万人。同时,他还坚持每年为同济医学院麻醉学科的研究生们准备音乐会这种特殊的毕业礼物，这不仅是一堂简单的音乐欣赏会，更是一堂"人生洗礼课"。

金士翱认为，音乐对人的修养有好处，是一种人文培养，尤其是古典音乐，可以让人变得高尚。他希望学生们通过对音乐的鉴赏，为未来的医者注入人文情怀。他常对毕业生们说："麻醉医生在整个手术医疗中的地位非常重要。如果说'首席小提琴家'是主刀医生，那麻醉医生就是'乐团指挥'，指挥着各个乐器声部有序演奏，也保障整个手术的平安顺利。行医爱乐，生命可贵！"

（作者：田娟）

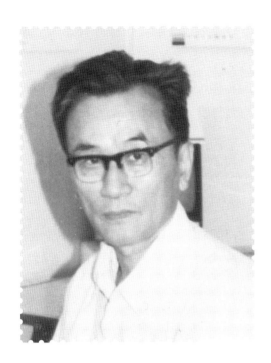

王兆椿：
倾注终生精力
精研心电学

挚爱心血管病专业，情钟于心电学科，他把自己一生的精力都倾注到心血管病专业和心电学的应用与研究。他就是深受学界尊敬的居高不怠，行远而不忘初衷的心电学大师、同济医院王兆椿教授。

名校高足顺利从医从教

1923年4月，王兆椿出生于上海嘉定南翔的一个富裕家庭，自幼父母把他送入当地知名的小学、中学接受启蒙与初级教育。1937年，抗日战争全面爆发，正念中学的王兆椿随家迁入上海市，进入江苏省立上海中学念高中，直到

1941 年毕业。从小他就对摆弄无线电有着浓厚兴趣。这一爱好影响了他的一生。

1941 年，18 岁的王兆椿以优异成绩考入了上海德国医学院。凭借旺盛的求知欲和锲而不舍的求索精神，他很快就成为同窗中的佼佼者。读书期间，因成绩斐然、品学兼优，他获得一家药厂捐赠给医学院唯一的一份奖学金，并最终如愿以偿地留校从医从教。

1946 年，读完医本科的王兆椿被分到中美医院做实习医生，第二年中美医院正式被同济大学医学院接管。他做实习医生的那两年，有幸跟随当时已驰名中外的心血管病专家董承琅教授学习，他在心底深深埋下要献身心血管病和心电学专业的种子。

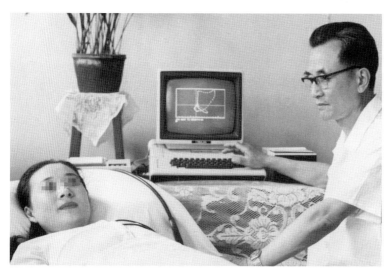

王兆椿开展心内科计算机临床观察研究

潜心研究心电向量图

如果说医、教、研是教学医院的三大重任，那王兆椿这三方面的素质与功底样样超群。

他治学严谨，得益于早年严格的医学教育与熏陶。他学术意识超前，扎实的心电学理论和敏锐的洞察力，使他对心电向量图知识的理解达到炉火纯青的境界。

20 世纪 60 年代,心电向量图的理论吸引着众多的心电学家,但因记录技术的各种困难,很多人不敢问津,一些学者对其应用价值也在观望,甚至持否定态度。王兆椿在深入学习后,确信心电向量图有着心电图尚不具备的优点,能从立体空间反映心电的瞬时变化,并能更合理地解释心电图的形成。从此,他便潜心研究心电向量图。

作为教学医院的临床医生,他肩负大量医疗工作,还始终坚持科研要为临床服务理念。1972 年,他参加并领导了国产心电向量图仪的改制工作,利用废弃的仪器成功改制出一台心电向量图仪。1975 年,他主持设计并制造了我国第一代晶体管心电向量图仪,大大地推进了我国心电向量图的应用进程。

很多事情说起来容易做时难。20 世纪的 60、70 年代,国外生产的心电向量图检查仪很难引进。为加快心电向量图检查在国内的开展,王兆椿立志要研制出有独立知识产权的国产心电向量图仪。于是,他率顾文荣等人,与中原无线电厂(又称国营第 710 工厂)的工程技术人员共同设计,夜以继日地反复试验,终于成功研制出晶体管心电向量图仪,填补了湖北省在该领域的空白。

研发第一代心电向量图自动诊断系统

科学的属性是不断向着彼岸前行,科学家的气质就是要向着巅峰不断攀登。20 世纪 80 年代初,微型计算机引进中国,王兆椿抓住这一契机,开始研制心电向量图的自动分析系统,以替代体大笨重的晶体管心电向量图照相记录仪。为尽早研制成功该系统,他废寝忘食,日夜奔波,与顾文荣、吴杰等一起搜寻资料、设计线路,四处请教生物医学工程学专家,共同研发生物电放大器,反复调试和修订软件。

经过大量的试验,1986 年,王兆椿团队终于成功研发出第一代心电向量图自动诊断系统,其功能达到国际先进水平。1986 年 6 月,该仪器荣获国务院电子振兴领导小组授予的全国首届计算机应用二等奖。

这项具有里程碑意义的突破性进展,很快引起了社会轰动。1987 年,他在《中华医学杂志》发表了相关论文,该项目荣获湖北省科学技术进步奖二等奖、省卫生厅科技成果奖一等奖等。湖北省卫生厅还专门发文推广这一先进技术。

永不停息的探索者

王兆椿是科学征程上永不停息的探索者,也是永不满足、不知疲倦的学者。1989 年,他和他的生物医学工程专业的研究生又成功研发出诊断速度更快、自动化性能更优的第二代心电向量图自动分析系统,并再次通过了科技成果认定。

从湖北省先进水平到全国先进水平,再到国际先进水平,一代代心电向量图检测仪相继问世,他们的成果填补了国内多项空白。1982 年后,他们研制出心电向量图磁带记录仪、便捷式心电磁带记录仪,以及心电向量图微机自动分析系统等成果,均为国内首创。

一篇篇创新性论文不断在国内外顶级杂志发表,一项项中国科学家的科研成果在国际学术讲坛发布。1982 年 6 月,王兆椿在德国柏林国际第六届动脉粥样硬化学术会议上作了《运动试验后心电向量图 ST 向量改变》报告。1985 年 6 月,他在德国德累斯顿第 5 届血脂与动脉粥样硬化学术大会上,发表了《武汉工人血脂改变与动脉粥样硬化危险关系》的报告。1988 年 8 月,他在美国圣安东尼奥的"第 15 届国际 BME 学术会议"作了《心电向量微机自动分析系统的报告》。1989 年,在中国医学信息学术交流会上,参会代表对他的《Frank 导联的软件化设计》的报告反响强烈。1991 年 9 月,他在 BME 学术年会上作了《心电信号的微机平均叠加处理》的报告。在他的学术档案上,积蓄起一页又一页耀眼闪光的记录,他的人生丰碑也随之越筑越高。

那些年,正是心血管生物医学工程学初萌与发展阶段,王兆椿的研究工作与学术理念都行进在国内与国际的学术前沿。

教育领域的一位全才

在同济医学院从事几十年本科生的教学工作,他呕心沥血培育了一代代新人,他讲授过全部内科循环系统的大课,是教育领域的一位全才。除了重视医学知识的传授,他还时时不忘医德教育,深受同学们的敬佩。

在研究生的培养中,他注重启发式教育,注重培育研究生独立治学、独立思考的能力。王兆椿先后招收了 10 名研究生,从研究方向的选题到实验方法的设计,他都事无巨细地参加论证。毕业论文更是严格把关,细致修改,每一篇他都会提出中肯的导师意见。特别是对研究涉及的关键问题反复讨论,他强调对每个科学命题都要作正反两方面的论证,研究设计与结论都要经得住考验。

教书、育人,他从来都是从严要求,学生论文的背后都凝聚着他的心血。他的研究生个个成绩优异,毕业后多数被选送出国深造,真是"将门出虎子"。与众不同是他的 10 名研究生中有 3 名工科研究生。他说,培养工科研究生不容易,但可以为医学和工程学的紧密结合,加速我国生物医学工程的发展做出贡献。

由人民卫生出版社出版的、全国医学院校统编教材《诊断学》(第三版)的"心电图"一章就是由王兆椿挂帅主笔,而随后几版的"核心电学"章节则由他的得意门生吴杰执掌。他的得意门徒还有他的第一位研究生陆堃,毕业后一直在中山大学中山医学院任教,其后还有高恩民、郭晓梅等,他们都在医、教、研多项工作中取得了不凡成就。

在教学殿堂的四十多春秋,王兆椿在医学高等教学领域做出了瞩目成绩,1990 年获得国家教委颁发的"从事高校科技工作四十年"荣誉证书。

在长期教书育人的工作中,王兆椿诲人不倦的人梯精神得到社会的高度认可。

他不忘初心,60多年如一日地投身到心电学、心电向量图学的事业中。一个人,一条路,一走便是60多年。他用60多年的不懈努力镌刻了经典和不息追求的人生。

（作者：郭继鸿　吴杰）

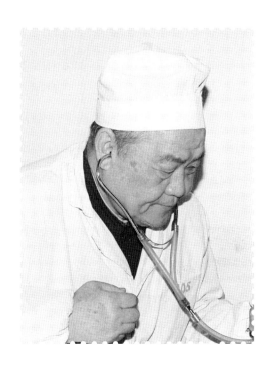

段生福：
最后时刻还在给学生上课

段生福，生于 1919 年，九三学社社员，山西临汾人。内科学教授、博士生导师、著名呼吸病学专家。曾任国务院学位委员会学科评议组成员，原卫生部高等医院校教材编写委员会委员，中华医学会呼吸病学分会副主任委员，中华医学会湖北分会副主委，湖北省医学会呼吸病学分会主委，中国防痨协会湖北分会副理事长、武汉分会理事长，武汉市第七、八届人大代表。

"研究工作只要做，就会有成果"

1947 年，段生福毕业于同济大学医学院，留校在中美医院内科、肺科任医师。

1955 年同济医院迁汉。段生福一边担任医学院肺科的医疗和教学工作，同时兼任武汉市结核病院内科主任。1970 年起，他致力于对慢阻肺的研究，任"呼吸四病"研究室主任。他在国内首先应用肺阻抗血流图对慢性肺心病进行早期诊断，并接连取得了 6 项重要科研成果，多次获卫生部及湖北省科技成果奖。他负责完成的"七五"国家攻关课题——"肺心病的无创伤诊断方法"，经鉴定达国际先进水平。两次被医院授予"科研能手"称号。

1972 年，全国各地成立"呼吸四病"防治小组。段生福作为中南地区五省肺心病科研协作组组长，牵头开展肺心病防治和研究。

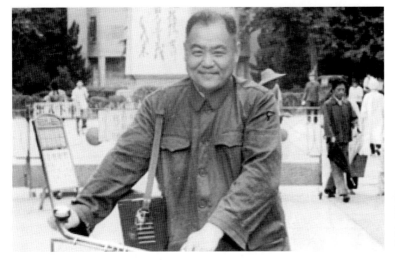

段生福从医院出发，深入工厂、街道为群众筛查、诊断、治疗慢阻肺

他带着年轻医生顶着风雪，坚持定期下乡义诊，走遍湖北，从病因、临床症状、病理变化、预防、临床治疗一点点做起。当时缺医少药，他提出，通过中草药预防感冒，可以从源头上抑制肺气肿和肺心病的发生。

他主张实干，对年轻医生说："不要太看重荣誉。研究工作只要做，慢慢地，就会有成果。"正如他说的，建立实验，完成整体动物、组织、细胞水平研究，日积月累，他们在慢阻肺、肺动脉高压、肺心病的基础、防治及流行病学等方面进行了卓有成效的工作。承担了"七五""八五"等国家各类项目和计划，与世界卫生组织合作等，取得丰硕成果。

"躺在病床上不能工作,还不如不开刀"

1987 年 6 月,段生福的胸片上发现了一个结节影,他马上就明白了这意味着什么。他说:"我已经 68 岁了,虽然开刀可以多活几年,但躺在病床上就做不成工作了,与其这样,还不如不开刀,希望能工作到 1991 年 10 月,完成好交接班任务。"

段生福先后担任了国务院学位委员会第二届学科评议组成员,原卫生部高等医学院校教材编写委员会委员,中华医学会呼吸病学分会副主任委员,中国防痨协会武汉分会副理事长等多种职务。他承担并完成了"七五"国家攻关课题和其他多种课题,获一项国际先进水平和六项国内领先水平的科研成果,在 1991 年被授予"有突出贡献的老专家"称号。

段生福多年来热情投身于医学会的工作,积极参与学术活动和国际交流,多次主持召开全国性和地区性学术会议,为我国呼吸系统疾病学术水平的提高和发展呕心沥血,长年超负荷地工作,他视工作为生命,并用缩短自己生命的代价顺利地完成交接班。

1991 年 7 月,一位友人带来一台 1989 年美国生产的双相气道正压通气呼吸机(BiPAP 呼吸机),这种呼吸机在不给患者带来任何创伤的情况下用来治疗哮喘、慢性支气管炎、肺气肿、肺心病等。他不顾病痛折磨立即与有关专家一道对 BiPAP 呼吸机的性能、特点进行了分析了解,对于这种机器无创伤的特点进行了充分的肯定,并建议该机器拿到 1991 年 10 月在武汉召开的中华医学会全国第四次呼吸学会学术会上展示。在此过程中,他有时躺在病榻上,有时抱病在图书室查资料,有时在病房分析疑难病案。

当第一台 BiPAP 呼吸机在武汉市第六医院落户后,他十分关心呼吸机使用的情况,并勉励后辈在临床实践中摸索经验,不断总结,他在生命的最后时刻还在给学生上课。

段生福教授的一生硕果累累,先后为国家培养了 12 名博士,7 名硕士。

他重视卫生科普知识的宣传，多次撰文、作报告介绍吸烟的危害，大力倡导和推动"无烟活动"的进展。他曾主编《内科学原理》第 3 卷，负责高等医药院校教材《内科学》中呼吸系统疾病的编写，并撰写学术论文多篇。此外，他曾担任《临床内科》杂志副总编及《中华结核和呼吸杂志》副主编。

（作者：丁孔佩）

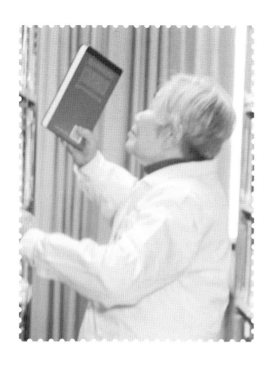

陆再英：
医学生不能丢下临床基本功

陆再英是一个具有同济情结的同济人，愿把同济精神带给更多人，希望医生们能够在踏踏实实夯实临床基本功的基础上各有专长。

不能忽视临床基本功

医生学习新技术，是不断看和练的过程。20世纪80年代，我国不断派医生出国学习国外先进经验。她回忆起回国后的第一例消融手术，似乎也没有什么惊险，大家一起讨论着就这样做下来了。当时设备简陋，定位标测只能依靠简单的电生理记录仪，在置入导管后逐点测试发现异位起搏点及传导路径，而现在的标测定位系统已经高度智能化了。

技术的发展着实令人鼓舞，但陆再英提醒，希望医生能够在发展技术的同时踏踏实实地夯实临床基本功，不要忽视对患者总体的综合治疗。有许多医生过于看重技术，非常热衷于冠状动脉支架置入、射频消融等手术而忽略了基本的临床治疗。对年轻医生，陆再英最想说的就是，不要丢下临床基本功，问病史和体格检查是诊治的根本。

陆再英是第四版《诊断学》的主编，她认为诊断不仅是了解病情，还是与患者沟通了解其想法、建立信任的过程。然而，目前这一过程被大大忽略，医生花费在问病史和查体上的时间常常只有短短几分钟，匆匆完成病历记录，缺乏以问病史和体格检查为主要内容的医患之间的必要沟通，医患之间的信任当然就难以建立，这就为产生医患矛盾留下了隐患。

具体到心血管内科医生，掌握技术是必要的，但并非是唯一的。陆再英如此教诲，不要成为单纯的"手术匠"，也不要把对不同病患的诊治过程搞成统一"流水线"，而要把重分析、重诊断的态度带到临床工作中，只有因病而异、因人而异地选择最佳治疗方案，方能达到最佳治疗效果。

机会来了就要抓住

1980 年，陆再英凭借"略胜一筹"的英语口语获得了出国资格，却被派到了德语国家，在瑞士巴塞尔大学医学院进修学习。虽然与医生们可以讲英语，但想到要与患者交流，45 岁的她参加了德语强化班，从头开始新语言的学习。仅仅 11 周，她基本克服了语言关，以德语投入临床学习。当时她还面临一个选择，是在条件较国内优越得多的实验室做研究，还是选择对自己而言相对艰苦的临床学习。考虑到当时国内心血管相关临床检查技能亟待提高的实际情况，陆再英毅然选择了后者。

1982 年，陆再英通过努力获得瑞士巴塞尔大学医学博士学位后回国，成为中国改革开放后医学界第一位取得博士学位的女性。1990 年，陆再英再次赴丹麦学习当时处于起步阶段的心内电生理检查和射频消融技术,同样收获颇丰。

陆再英坦言,出国学习,尤其是在瑞士的经历对她影响非常大,开阔了眼界,接受了先进训练。对于今天的年轻医生而言,获得出国学习机会已不是什么难事,她希望年轻医生能够把握每个学习机会,着眼于自身的提高和日后的发展,审慎选择学习项目。

临床科研要充分利用病历数据

提高临床技能离不开临床资料的总结,目前大家都在强调科研,可必须认识到的是,只有来自临床,并且作用于临床的科研选题,才是能够体现临床医生科研能力的"真课题";真正的临床科研,可以利用实验室,但不能完全依赖实验室,应该"从临床中来,到临床中去",能够实现科研与临床对接的一个重要手段就是充分利用病历数据,这对临床非常具有参考意义。

学科发展终归无法脱离临床实践。20世纪70年代,陆再英曾跟随导师开展一项临床研究,是关于心力衰竭病因调查的,当时病历要求非常严格,对病史的记录非常完整。正是通过对病历的回顾分析,陆再英等完成了这项研究,得到了武汉地区的详细资料。而类似研究在目前开展起来是有难度的,还有一个原因是很多人不愿意去做这种枯燥的查阅分析工作。但临床科研也好实验研究也罢,又怎脱得开"枯燥"二字呢!

编教材需要沉下心来

作为《内科学》第六、七版主编,作为《内科学》第八版主审,她把图书内容从头到尾认真看了一遍,审校稿中遍布各色标注,小到标点符号的用法,大到内容错误或者是观点的更新,都被她逐一标出。即使对现在已经出版的《内科学》教材，陆再英仍然看得很仔细，遇到不妥之处就记下来，希望找机会反馈给出版单位加以修正。

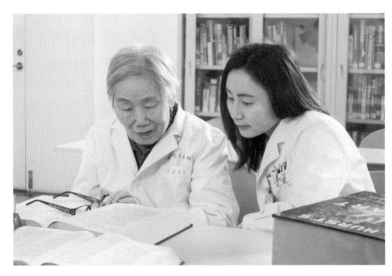

陆再英教授（左一）指导学生

教材，从每位医生步入医学殿堂起贯穿整个职业生涯，承载着培育医生成长的重任。陆再英说，从医学生到住院医师再到主治医师，教材是他们倚赖的最基本资料，编写教材是一项非常非常细致的工作，责任重大，容不得差错。写教材不像是写文章，即使观点有偏差也可以从讨论中学到很多，而内科学教材是各学科的基础，是医学生走上医生道路的拐杖。在编写第六、七版时，曾经有人专门来信询问某处为什么要这样写，而且询问的多为基层医生，陆再英从中看到基层医生对教材的依赖度是非常大的。这更加坚定了她的看法，即教材中纳入的内容应当是经典，无论何时都经得起推敲。陆再英说，"主编教材不是件轻松的事""需要沉下心来"，事关责任心。虽然说"无错不成书"，但这并不能成为松懈的理由。

（作者：张致媛）

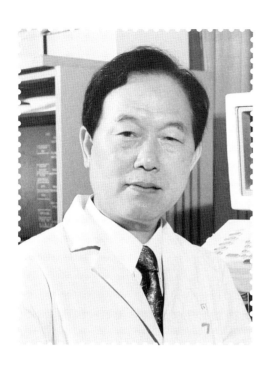

张青萍：
不断开拓成就"中国超声医学先驱"

1993 年 5 月，医学超声工程科研成果表彰会在北京举行。同济医科大学附属同济医院（1985—2000 年，位于武汉，华中科技大学同济医学院附属同济医院前身，以下简称"同济医院"）张青萍的《诱发大白鼠肝癌不同病变与声像图的比较研究》获得全国一等奖，他是仅有的两名一等奖获得者之一。

获奖对张青萍来说自然不是第一次了，但这次的意义却不寻常。癌，是威胁人类生命的最凶险的敌人之一，超声波作为探癌"侦察兵"，在帮助人们及时发现"敌情"，采取措施，延长甚至挽救生命中发挥了重大作用。然而，作为影像诊断手段之一的超声波，目前还限于形态学方面的观察与研究阶段。

"看图诊断"往往是比较表浅的。要使医学超声进一步发挥"火眼金睛"的作用，就必须把图像的研究与病理学的研究相结合。张青萍通过诱发大白鼠肝癌病变来进行癌变各个阶段声像图的比较研究，为及早发现肝癌病灶打下了影像诊断学的基础，这无疑是一项开创性的工作，也正是受众多超声专家青睐的原因所在。

超声诊断的"多面手"

1959 年，刚刚参加工作的张青萍梦想当一名外科医生。没想到，当住院医师刚一年，他就被组织上选送去学超声影像诊断学。那时，超声波从工业探伤"移植"到人体探伤上不久，中国的超声医学刚刚起步。张青萍参加了卫生部在上海举办的第一届全国超声医学诊断学习班。短短 3 个月的时间，使他进入了一个全新的医学技术天地。他很快成了一个"超声迷"，以致从此以后的许多年，每个星期天差不多都"泡"在超声医学研究中。

1960 年 11 月，张青萍回到同济医院，正式建立起超声诊断室，这是湖北省最早建立的医用超声诊断室，当时用的是江南造船厂制造的Ⅰ型超声探测仪。

起步，往往是艰难的。当一门新的技术尚未为大多数人所认识的时候，更需要一种无畏的开拓精神。尽管全诊断室只有一台机器，3 个人（另 2 名是护士），他们还是开始向一个新的医学领域进击。1961 年初，武汉市卫生局举办了全市的超声诊断学习班，各大医院随即开展了这一新技术的应用研究。

张青萍和妇产科的医生一起，首先开拓了超声在妇产科的应用。通过对 129 例妇科肿块的超声波影像诊断，对子宫恶性肿瘤的鉴别符合率在 80% 以上。此后，张青萍将超声技术逐步发展到了肝、肾、心等多种器官的影像诊断，成为一位超声诊断的"多面手"。超声设备由过去的 A

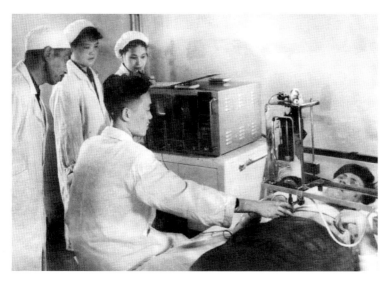

张青萍研发的超声仪

型，发展到 M 型、B 型以至当今的彩色多普勒。张青萍运用这"十八般的武器"，为千千万万的患者提供了准确的诊断。一位原被诊断为肝癌的患者，经张青萍诊断，结论是肝脓肿，经对症治疗，不久康复出院。一位来自天门市的女患者，临床诊断为卵巢肿瘤，张青萍发现这属于转移癌，经钡餐造影检查，果然发现胃癌，于是同时做了胃癌根治和卵巢摘除手术，这类例子数不胜数。

力促武汉超声波诊断技术走在全国前列

张青萍作为中国超声医学工程学会副会长、湖北省及武汉市超声医学会首任主任委员，是我国超声医学技术的积极传播者和推进者。早在 1961 年，他就发起成立了武汉地区超声学组，这是继上海、北京后的第三个医学超声学术组织，学组在他的主持下开展了多项学术研究活动，使武汉地区的超声波诊断技术处于全国先进行列。从 1964 年起，他就开始举办医学超声技术培训班，传授超声诊断新技术，培养超声医学人才，学员来自全国各地。每年一至两期，从未间断。如今，全国不少超声名家都曾是张青萍的学生。

20 世纪 60 年代初，为了发展中国的医学超声设备，张青萍和有关仪器研究单位合作,进行新仪器的创制与改进。他们研制的 BP 型超声仪性能优于已有的设备。1964 年,张青萍在国内详细报道和介绍了 BP 型超声切面显像的探测方法和临床应用,使这一设备和技术在全国推广。

1973 年,张青萍根据多年来进行 A 型、BP 型及 M 型超声临床应用积累的丰富资料和经验,主编了国内第一本《超声诊断图谱》,发行达 11 万册,1992 年由上海科学技术出版社授权编写的《B 型超声诊断学》,曾多次印刷,作为不少地区学习班的教材,成为国内畅销书。

1978 年,张青萍首先提出了慢性肺心病超声心动图诊断指标及标准。3 年后,在全国第三次肺心病学术会议上被确定为我国的正式诊断标准。

成绩斐然,收获无数荣誉

1986 年,在中国医学界颇有影响的《中国超声医学杂志》在全国公开评选有贡献的超声医学专家。张青萍以其在超声医学中的突出成就被评为 10 名有突出贡献的专家之一,随后又曾两度（1994 年、2012 年）荣获中国超声医学工程学会授予的"中国超声医学先驱"荣誉奖,此外,在 1978 年的湖北省科学大会上,张青萍被评为先进科技工作者,后又被评为"湖北省劳动模范"。1992 年获得国务院政府特殊津贴。

20 世纪 80 年代后期,张青萍以主要精力进行肝脏疾病超声图像诊断的研究,较系统地提出了肝内实质性小病灶的图像特征和鉴别诊断问题,他的《灰阶实时超声对肝内实质性小病灶鉴别诊断的研究》一文在日本第 49 届超声医学大会上宣读,并为日本《超声学杂志》刊登。

张青萍教授退居二线后,各级超声医学学术组织为了表彰他所做的成绩和贡献,湖北省、市级医学会均分别授予他"超声医学终身成就奖"荣誉称号。2016 年,中国医师协会超声医学分会在北京召开的学术会议上授予他"中国超声医师终身成就奖"等殊荣。

（作者：马先松）

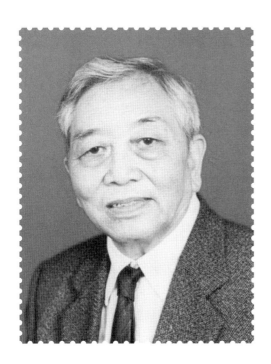

李龄：
一往无前屡屡挑战医学禁区

作为我国神经外科的先驱之一，同济医院李龄在听神经瘤和癫痫外科的理论及实践等方面都做出了开创性工作。他率先在湖北地区开展众多显微神经外科手术，并结合开展科研工作，成果斐然，其主持的"听神经瘤显微手术""ET682-3 型神经外科手术头架"等项目获湖北省重大科技成果奖。他曾任美国神经外科学会会员、全国癫痫外科协会副理事长、中国抗癫痫协会顾问、中华医学会神经外科分会立体定向和功能性神经外科专业委员会委员、《中华小儿外科杂志》特约编委、《中国临床神经外科杂志》编委、《功能性和立体定向神经外科杂志》编委、《亚洲癫痫》杂志副主编等职。他于1986

年获美国名人传记研究所授予的"神经外科突出贡献"称号,1992 年获美国神经外科学会"神经外科继续教育奖",1992 年获得国务院政府特殊津贴,2018 年获王忠诚中国神经外科医师终身荣誉奖。

开拓实践,撰写专著

1955 年,同济医院从上海迁至武汉并创立神经外科。20 世纪 70 年代初,手术显微镜引入神经外科,身为湖北省神经外科主要创始人之一,李龄强调神经外科医生应自主创新,及时总结神经外科诊疗经验,掌握显微神经外科基本技术以促使医工创新结合。

他在国内首次创造性地提出蛛网膜平面下听神经瘤显微手术技术理念。这一举措显著降低患者死亡率,提高了面神经保存率,手术死亡率小于 1%,面神经保存 90.6%,与国际水平同步,极大地提高了患者生活质量,受到国内著名专家的推崇及认可。他所著的《听神经瘤》,是中国第一部听神经瘤专著。

1985 年,李龄担任同济医院神经外科主任,带领科室艰苦奋斗,倡导自主创新,开创了自制神经外科手术头架、脑软轴牵开器及神经外科显微器械的先河,既有利于配合显微手术应用,又对当时乃至现在省内外开展和普及显微神经外科起到了巨大的推进作用。

"手术室里不少器械是导师自己琢磨出来的,每每看到国外论文上发表的新技术,导师都如获至宝,他时刻关注新技术,进而改进创新……得知固定头部的支架需要进口,价格高达数千元,导师就自己设计并联系厂家生产。做完手术,现场所有的剪刀、镊子都被导师取走打磨。"李龄的博士生,现首都医科大学附属北京天坛医院功能神经外科张建国教授如是回忆说。

李龄还是我国较早开展癫痫外科手术的教授之一,其在功能神经外科尤其是癫痫外科方面进行了大量开创性的工作,作为主编出版了我国最早的《癫痫外科学》。为推动癫痫外科快速发展,他率先自制条片状电极,做术前癫痫灶的评估。通过两年多的努力,他帮助广东三九脑科医院与沈鼎烈教授合作开展癫痫的外科治疗高达 300 多例,手术效果显著,使该单位成为我国最大的癫痫诊疗中心之一。

医工结合,勇闯禁区

在人脑干上做手术,在医学界一直被视为一大禁区,脑干是神经集中之处,稍有损伤,便可能致人残废甚至死亡,因而手术必须慎之又慎,还需成竹在胸。

1992 年,李龄作为同济医院著名脑外科专家,运用特殊的、已在顽固性癫痫治疗中发挥神奇功效的 YAG 激光手术器,成功地完成了脑干肿瘤切除术。接受那次手术治疗的患者是 38 岁的武汉某工厂职工龚某,手术前医生曾断言她只能活两个月。在当时,对于脑桥非外生长型脑干肿瘤的患者,国内外医学界通常可以采取的治疗手段仅限于放化疗,一般只能延长患者一年的生命。而李龄运用新式激光手术器所做的手术用时约 3 小时,患者术后立即摆脱了肢体麻木的症状,康复后顺利摆脱了死亡阴影。此种用于切除脑深部肿瘤的特殊刀头,可将激光限束,使激光有效地照射在肿瘤部位,从而对其周围部位组织进行保护,进而减小组织损伤。同时,激光能量将肿瘤汽化,并达到止血效果。李龄指出,运用此种特殊的激光手术器,手术中可以做到不损伤脑干。

这种高难度手术的成功并非偶然。1996 年 5 月,李龄成功地切除了59 岁患者黄某颅内体积达 3.8 厘米 ×4.2 厘米的巨大动脉瘤,是彼时用手术方法切除的最大颅内动脉瘤,手术难度极大,以往多采取保守观察。此次切除巨大动脉瘤的新法为:先显露同侧颈总动脉分叉部并暂时阻断动脉瘤近端血流,立即切开巨大动脉瘤体部,取出血栓,进而找到瘤颈用动脉瘤夹夹闭,确认夹闭完全,恢复近端血流。由于术中暂时阻断脑部血流,降低了颅内动脉压,控制了出血量,使手术安全性得以保障,此法彼时在国内外尚未见报道。

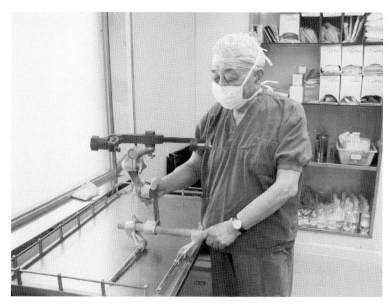

李龄与手术器械

1987年，李龄最早做了脑室造影下帕金森病、扭转痉挛丘脑腹外侧核毁损术，这是湖北省首例毁损手术。

治学严谨，桃李成行

李龄一生勤耕多建树，一往无前不止步。他淡泊名利，严谨求实，为培养中青年医务工作者燃烧着自己。他桃李满天下，培养了大批硕士、博士研究生及博士后，这些人大多已成为学科带头人。

他治学严谨，重视学生基本功训练和创造能力培养，手术训练"放手不放眼"，强调外科医生要全面发展，手术要会做，经验要会写，上课要会讲。

年轻后辈总记得李龄无私忘我的帮助和提携。"密切结合临床，学习神经内镜技术是个好方向，继续努力，争取有个突破。"他将随身携带的叩诊锤送给年轻医生陈娟。"多查文献，多写总结，要独立思考，刻苦钻研，理论必须在实际中验证。"面对年轻医生韩林编撰综述方向的求助，李龄直接给了他一文件袋神经手术听力保护方面的外文文献。收到综述初稿的李龄在稿子周边的空地方，仔细批注并补充了文献查阅方向。

李龄一生都在搞学问，正如他的座右铭"多看书、多写文章、多做手术"，他贯彻得淋漓尽致。每次去李龄家都会看到桌子上有一本新书，不像很多人书架上有很多书却放着不看。

爱岗敬业，成果丰硕

李龄善于著书总结，将科研成果转化应用，从理论到实践成果喜人：他主编、主审、著作十余本，包括《颞叶癫痫外科》《癫痫外科学》等专著，并发表学术论文300多篇。

1998年李龄退休后，返聘回到工作岗位直至2010年。他不仅长期关心科室及新院区病房临床工作的持续稳步发展，还重视督促科室实验室科研工作的深入创新，指导年轻学生实践动物实验，鼓励年轻学生勇于思考、大胆探索。他热衷钻研、一心为患的无私精神贯穿了职业一生。

（作者：雷霆　舒凯）

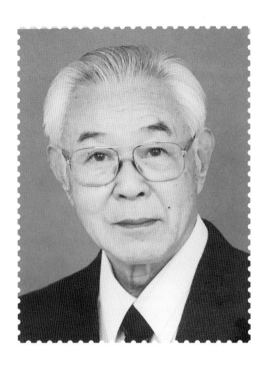

赵灿熙：
纯粹西医钻研
中药抗疟 15 年

2022 年，92 岁高龄的感染科专家、医学博士赵灿熙教授因他在中医治疗热带病研究领域的"科学、教育和出版活动中取得突出成绩"，为"解决医疗、技术问题及为洲际科学技术的发展做出的重大贡献"，被俄罗斯工程院授予 2021年金奖。

赵灿熙自 1956 年从武汉医学院毕业后即留校，致力于中医治疗热带病的研究，并取得了系列成就。他在全球首次发现经亳菊炮制的中药芫荑具有良好的抗疟作用，鉴于目前恶性疟疾产生了普遍的抗药性，该发现有望成为疟疾治疗的补充。

画出 600 多种中草药图谱

"我是一个纯粹的西医",赵灿熙后来在院校调整中随医学院迁至武汉,1956 年毕业留校在武汉医学院附属第二医院,之后成为一位消化道疾病专业的内科医生。

那时,传染病、寄生虫病和地方病流行,卫生资源十分匮乏,缺医少药的现象非常突出。迁汉后的医院迅速投入湖北省农村疾病预防工作中,医院派出医务人员下乡医疗,成为当时医疗工作的一个重要部分。

据医院院志的不完全统计,医院共派出农村医疗队 41 批,共计 1 442 人次,许多知名的教授多次下乡为农民诊治疾病,足迹遍及湖北省东西南北的 30 多个县市。当时,年轻的赵灿熙就是其中的一位,这也成为他后半生的主要工作。

1970 年,为响应"把医疗卫生工作的重点放到农村去"的号召,赵灿熙参加了农村巡回医疗队。"一把草、一根针",一行六人,赵灿熙任队长,到湖北罗田,一边开展巡回医疗,一边学习民间的治病方法。

物产丰饶的大别山,对于初次接触中医的赵灿熙来说,简直是一座中医药的自然博物馆。在那里,他们换了四个卫生所。而每换一次卫生所,他们就安排一次上山认药的任务,医疗队中的一位老中医蒋洁尘成为他认识中草药的启蒙老师。

那时条件很艰苦,他就用草棍自制标本夹,将收集到的中草药用草棍固定住,再用毛笔描摹出每一种草药的样子,最后竟积攒了 600 多种中草药的素描样本,同时还收集了一些民间治疗疑难杂症的单方。这些都为他开展中医药研究打下了基础。

"公交车上的研究员"

回到医院后,他在中药研究室开始了中医药的研究,其中就包括探索三七治疗心绞痛的理论依据。他在分析三七成分时，除了证实两个已知的皂苷外，还首次发现了两个黄色针状结晶，经中国科学院植物研究所鉴定为两个黄酮苷，其药理功能是增加心脏冠状动脉血流量，从而为三七治疗心绞痛建立了理论依据。同时还将一些中药应用于临床，并先后出版《灵芝》《三七》《蛇参》三本中药专著。

几乎是水到渠成。1979年，德国洪堡基金会代表团到武汉医学院访问，并对申请出国留学的人员进行面试。

面试中，赵灿熙提到自己想做的课题是"中药抗寄生虫实验研究"，代表团对此颇感兴趣，并与其在中药研究室再次会面。赵灿熙展示了101玻璃提取器、薄层及柱层层析设备、电泳仪等，还有中药提取物，以及灵芝、三七增加动物心脏冠状动脉血流量的实验记录。见到他用如此简陋的设备做出的研究成果，德国专家赞叹不已。

随后，赵灿熙顺利被录取。次年到德国图宾根大学热带医学研究所学习。当时，血吸虫病在中国农村，特别是湖北还很常见，所以他最终确定的研究方向为"中药治疗血吸虫病"。

赵灿熙知道，中医所提到的"虫病"并不等同于西医中的"寄生虫病"，当时可借鉴的资料极少，所以他只能通过翻阅典籍，查询了许多传统医药治疗虫病的中药。最终他携带了26种中药，在异国他乡开始了中国传统医学的研究。

在图宾根，他穿梭于热带病研究所、生理生化研究所和药物研究所，被戏称为"公交车上的研究员"。幸运的是，很快研究就有了发现：传统中药——苦楝根皮有抑制血吸虫发育的作用。这一结果让导师对他另眼相待，也对中药产生了浓厚的兴趣。

但考虑到瑞士已生产广谱治疗寄生虫的新药，且疗效好副作用少，导师建议他转为恶性疟疾的研究。因为彼时恶性疟疾已经产生严重的抗药性，若能发现具有抗疟作用的中药，无疑具有极大的临床价值。于是，中药抗疟成为赵灿熙此后的研究新课题。

中药抗疟，为临床提供新思路

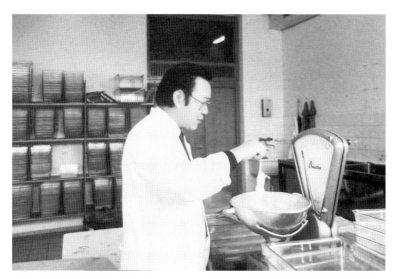

赵灿熙在做实验

在导师的指导下，他将带去的 26 种中药进行提取，并对疟疾、睡眠病和血吸虫病的动物模型进行实验研究。

古籍中医文献曾记载常山具有抗疟作用，20 世纪 30 年代已有药学家从常山中分离出三种具有抗疟作用的生物碱，但因为服用后有呕吐的副作用，未进入临床。

"不能就这样放弃！"此行德国，赵灿熙明白，学习到研究方法是根本，于是他决定另辟蹊径。他采用虫血症、疟原虫总数、红细胞及原虫各自的酶谱变化为标准，来判断常山的疗效。结果显示，常山乙醇提取物对于抗氯喹株及氯喹敏感株疟原虫、红细胞内期疟原虫及组织培养的恶性疟原虫均有良好效应，值得进一步研究。在人工培养的恶性疟疾病原体的治疗研究中，他发现，在培养基中，当常山提取物浓度为每毫升 3 毫克和 333 纳克时，分别于第二天和第五天可将培养基中的疟原虫全部消灭。

这项研究成果在当时受到了极大关注。当地报纸、电视台以显要位置予以报道。图宾根大学医学院院长及赵灿熙工作过的三家研究所都予以高度评价。

"美国人在几千种药物中寻找治疗疟疾新药都没有成功,赵先生却在短时间内从中药中找到了,这是一个了不起的创举。" 图宾根大学疟疾研究室主任荣克博士说。于是,赵灿熙又将常山乙醇提取物与抗呕吐药物合用,在对实验动物家鸽的观察中发现,这样可以明显地减轻或完全消除呕吐副作用。

尽管常山的抗疟作用是已知的,但由于采取了与过去不同的观察方法,从不同角度验证了它的抗疟作用,无疑给常山用于临床提供了一个新的可能,该研究成为赵灿熙的博士毕业论文。对赵灿熙来说,更加坚定了他对祖国中药大宝库的信心,为之后的研究奠定了坚实的基础。

历时 15 年,确定亳菊有抗疟功能

如果说中药常山的研究是验证了前人的研究成果,那么芜荑抗疟的研究则是全新的发现。在开展常山研究的同时,他还在小白鼠身上开展了 26 种中药抗疟的动物实验。

"带来的 26 种中药在动物疟疾模型上做抗疟观察近半数的时候,还没有发现有效的中药,我预感到实验要失败了。" 在忽然观察到中药芜荑的抗疟功能时,赵灿熙几乎不敢相信眼前的数据:治疗组仅看到稀稀疏疏的个别拥有疟原虫感染的红细胞,而对照组感染率高达 30%。这是全球首次发现芜荑具有抗疟功能!

而且,这组对照在重复实验中得以证实。在进一步的动物观察中,芜荑乙醇提取物对于抗氯喹株及氯喹敏感株疟原虫、红细胞内期疟原虫及恶性疟原虫都有良好效果。

当时德国的报纸进行报道后,当地读者呼吁:德国学者亦应从药用植物中获取新药。能让传统中医获得认可,让赵灿熙兴奋不已。不过兴奋之余,赵灿熙又开始进一步思考:中药芜荑由大果榆及菊花加工而成,其抗疟作用

到底来自哪一种中药？

此时德国的学习已经结束，赵灿熙回到同济医院，刚好医院成立热带病研究所，他的研究得以延续。

进一步的动物研究证实，大果榆及其同属植物榔榆均无抗疟功能。赵灿熙研究的重点旋即指向了菊花，但到底是哪一种菊花呢？

"中药名称同名异物者屡见不鲜，给研究工作造成了不少麻烦"，中药研究之所以困难，不同地区名字有区别，种植的地区不同成分含量也不一样，有时从药名来看是用的同一种中药，而实际上是另一种。

菊花在中国栽培已有 3 000 多年的历史，且随着培养及选择技术的提高，菊花品种也不断增加，明代《菊谱》中就记载了 220 个菊花品种。

越是接近真相，越是需要谨慎小心。三年多的时间里，赵灿熙不断收集不同品类和产地的菊花，甚至还包括自采的野菊花。每得到一种菊花样本，赵灿熙就会奔赴实验室做对比试验。一次偶然的机会，赵灿熙从中药公司买到了一种来自安徽的菊花。

试验结果显示，这种来自安徽的菊花表现出与芜荑相同的抗疟功能，该成果经原湖北中医学院中药鉴定研究室鉴定为"亳菊"。

至此，从发现芜荑具有抗疟功能到确定其抗疟功能源自亳菊已 15 年。

"在游泳中学习游泳"，回顾自己抗疟研究的 15 年，从一个对中医中药缺乏基本知识也没有实践经验的纯粹的西医，到被国际认可的中医药研究的大家，赵灿熙走了一条与普通医生完全不同的道路。他说，中医学凝聚着中华民族的智慧，中医的研究需遵循中医的规律，终有一天，中国会走上一条有自己特色的中西医结合之路。

（作者：常宇）

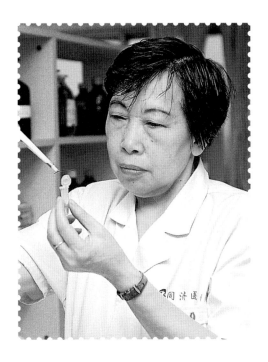

蔡红娇：

30 年练就 "体外培育牛黄之母"

中国《神农本草经》记载，"牛黄，百草之精华，为世神物，诸药莫及，黄金之金"。牛黄的珍贵在于它来之不易，因其取之于牛身；牛属丑，所以又称之为"丑宝"。

与天然牛黄相媲美的体外培育牛黄，是同济医院蔡红娇教授历经 30 年艰辛所创制的，为此，她荣获国家技术发明奖二等奖，被誉为"体外培育牛黄之母"。

立志打开中医药的宝库

1938 年 1 月，蔡红娇出生在广东省大埔县的一个中医世家，祖辈五代行医。聪颖的蔡红娇就在这充满了草药香味的小屋子里，不仅全部认下了药格子上的字，还了解了许多中草药的药性和用法，稍长大些，就可以帮助"抽中药格子"了。像父辈那样悬壶济世，是她自小的理想。

1955 年夏天，她于广东省汕头市卫生学校毕业，被分到刚从上海迁武汉的武汉医学院附属第二医院当外科护士。由于她工作出色，第二年被医院送至武汉医学院医疗系为期 6 年的业余大学学习。

1966 年，蔡红娇成为一名住院医生。那时，医界兴起一股"中学西、西学中、中西医结合"的热潮，蔡红娇先后进行中药治疗风湿骨痛、跌打损伤、癌肿的研究，其中中药治疗阴茎癌的成果被写进教科书。不久，蔡红娇被选送"西医学中医暨中医理论提高班"进修。在中医科两年多时间里，她师从黄云樵等一批知名老中医，对中医药的药理与临床应用有了深入了解。

1972 年，蔡红娇回到肝胆外科，接触最多的是胆囊炎和胆结石患者。那时起，她就思索与探寻着如何用手术外的方法去解除胆石症患者的痛苦。她首先想到的是"套石"，用一根硬膜外麻醉管穿尼龙丝，利用其可伸缩性进入胆管内套住结石，慢慢拉出体外，对取出胆道残留结石有一定效果。她又想到"溶石"，化学药剂显然是不可能直接用于溶解人体内的石头，那么中药呢？她选用了几味理论上可以溶解钙或脂肪结石的药做实验，也不成功。但实验使她受到了启迪：要解开"溶石"难题，必须首先破解人胆结石的形成机制。

当时，某军医大学研制了一种用流体压力冲击胆囊内泥沙状结石的机器，蔡红娇负责这台机器的操作应用，效果一直不理想。一天，一位教授不经意地说：这种冲击法可冲走石头，是不是也可能形成石头？说者也许无心，听者有意，蔡红娇从此开始了"成石"机制的研究。经过长达 11 年的不懈探索，蔡红娇和她的同事于 1983 年成功研制出第一颗体外模拟人胆固醇结石，并获卫生部科技成果奖甲等奖。

研究溶解石的人制造出结石，按照常理，外科医生蔡红娇面临的课题是在揭示人胆囊结石形成机制的基础上，进一步探寻溶解结石的手段和方法。

善于逆向思维的蔡红娇却产生一种奇想：牛黄不也是一种结石吗？既然能做出人结石，为什么不做出极有价值的牛胆结石——牛黄呢？

对中医药有着独特理解的蔡红娇立志去打开中医药的一个"宝库"。不久，牛的胆结石也做出来了，经过鉴定，仍然是胆固醇系结石，取名"制牛黄"，不能入药，因为真正的牛黄是一种胆红素钙结石，但她从中明白了自己的努力方向——体外培育出以牛胆汁为基质的胆红素钙结石。

荣获国家发明专利证书

蔡红娇还是决定从人胆红素钙结石形成的相关研究入手。

1985 年，在裘法祖教授的全力推荐下，她来到澳大利亚墨尔本大学学习，她一边协助老师做课题，一边继续自己的研究。这里的仪器设备先进、试剂齐全，1987 年，她成功地模拟制成人胆红素钙结石。她的才华深得导师沙里的赏识，执意挽留她在澳工作，并提出在澳大利亚联合办一个中西医结合研究所。蔡红娇婉拒了，因为她想立即回国将这项科研成果转化成牛黄的研究。

天然牛黄是干燥的牛胆红素钙结石，是一味名贵中药材，具有清心、开窍、豁痰、清热解毒、凉肝、息风等功效，在我国药用已有两千多年历史，我国以牛黄为原料的中成药品种多达 650 多种，其中的珍品有安宫牛黄丸、片仔癀等，都是以牛黄为主要原料。但由于我国天然牛黄产量低，靠宰杀黄牛获取牛黄的概率只有 1‰ ~2‰。长期以来，天然牛黄主要依赖进口，寻求一种天然牛黄的等效替代品成为我国广大科技工作者的迫切愿望。

蔡红娇一回到医院，就扎进了图书馆、实验室，看书、查资料、请教专家。几年来，她做的各类读书笔记足有 30 多万字。

实验经费短缺是蔡红娇最头痛的问题。那时，医院经费并不富余，能给的实验经费有限。为了实验，蔡红娇和丈夫几乎把全部积蓄都搭进去了。实验研究需要大量的胆红素，当时要 280 元才能买到 1 克。为了尽量减少研究费用的开支,蔡红娇决定用猪胆自己提炼。于是,她成了距同济医学院20千米外一家屠宰场的常客。一年365天,天天下班后照例都会进入实验室,其中每周有2天她要赶到郊外的屠宰厂取回20~30斤重的猪胆,而后完成从猪胆中提取胆红素的部分工作后才能回家。

1988年底,第一颗体外培育形成的牛胆红素钙结石试验成功了,但它并非是药用牛黄,将牛胆结石转化为药用体外培育牛黄是又一个大课题。实验的第一步是对体外培育牛黄进行药学、药理、毒理、特殊毒理(致癌、致畸、致突变)试验,为此,要进行大量的动物实验。蔡红娇又当起了名副其实的实验动物饲养员,在实验动物房同事的协助下,先后饲养了近8 000只白鼠、100多只兔、70多条狗。为了获得足够量的体外培育牛黄以供给实验研究,她不得不加紧提取胆红素工作,而胆红素中的氯仿、乙醚等对人体的肝脏有刺激作用,以致她常常肝痛得彻夜难眠。

生殖毒性试验要求实验鼠连续服用3个月的牛黄,连续观察三代无畸形才能满足实验要求。这个看起来并不复杂的实验也让蔡红娇费了不少脑筋。母鼠受孕20天就要对它们进行剖宫产。要确定剖宫产的准确时间,

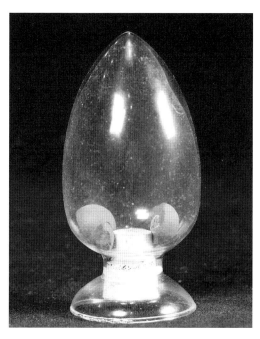

体外培育牛黄,为国家中药一类新药

掌握受孕时间是关键。于是,她每天从近百个老鼠粪盘中翻找老鼠受孕的标记栓。功夫不负有心人,1991 年,通过了湖北省卫生厅组织专家评审鉴定——"生产体外培育牛黄取材容易,主要成分和含量可以控制,质量相对稳定,具有巨大的实用价值"。1993 年,体外培育牛黄获得国家发明专利证书。

中药现代化的"里程碑"

为使自己的科研成果真正惠及人类,蔡红娇从 1989 年首次到中国专利局(现国家知识产权局)申请专利开始,至 1997 年底拿到卫生部颁发的国家一类新药证书,经历了无数个不眠之夜。

1992 年,蔡红娇正式向卫生部申报体外培育牛黄的临床试验,这意味着又将进入一个更为严格的评审周期,花去更多精力和财力,且具有不可预知性。有人建议:写几篇文章发表也算是功成名就。蔡红娇却不这么认为,她说:我从事科研的最终目的只有一个——为人民健康造福。

获得新药生产证书,的确需要"过五关斩六将"。从申报之日起,蔡红娇随时听候专家评审组的召唤,经常奔波于武汉与北京之间,一年竟有 186 天在两地之间往返,有时上午刚回武汉,下午又得去北京。

蔡红娇记得第 3 次到京接受审评时,看到其他申请新药的项目,不是被否决就是被退回时,心里十分紧张。时值裘法祖院士在北京参加全国人大会议,作为课题的指导者,也亲自赶来赴审。蔡红娇担心地说:"裘教授,我们的项目是第 3 次上会了,如果还是通不过,可怎么办?搞研究花了那么多钱,不好交代啊!"裘教授知道她搞这项研究所付出的心血和汗水,动情地为她打气:"你放心,你一定能成功。即使失败了,我陪你一起面对!"蔡红娇备受鼓舞。评审中与会评审会专家提出了一些问题向她质询,她满怀信心一一做了详细的解答,这次评审会就这样在严肃和紧张的气氛中结束了。

5 年中,卫生部专家组 5 次对体外培育牛黄从制备技术、工艺流程到成品质量进行了严密的审查与评价,结果令人欣喜:通过对中国、澳大利亚、新西兰、巴西、阿根廷等地的优质天然牛黄成分进行比较,确定其成分与天然牛黄完全一致,质量标准完全符合《中华人民共和国药典》(1990年版)要求,而且质量稳定可控,毒理实验证明有效无毒。在此基础上,卫生部批准在广东、福建、湖北7家医院进行了2 000例的临床试验(对照药品为单味天然牛黄、安宫牛黄丸、片仔癀),无论是单方还是复方其临床疗效与天然牛黄完全一致、无毒副作用,体外培育牛黄与天然牛黄的功能、主治和适应证完全相同。

1997年12月,体外培育牛黄获得了卫生部颁发的国家一类新药证书和试生产批文,成为我国具有自主知识产权的几个国家一类新药之一,也是中华人民共和国成立以来湖北省唯一入选的国家一类新药。2003年,国家药典委员会组织国内知名权威专家专程到武汉体外培育牛黄生产基地进行现场考察认证,并对20批体外培育牛黄指纹图谱进行核查,一致认为:"体外培育牛黄工艺成熟,质量稳定,安全有效,与天然牛黄可以等同使用。"不久,国家食品药品监督管理局批准体外培育牛黄与天然牛黄"等量投料使用"。至此,体外培育牛黄转化为药用牛黄的实验室研究又度过了15年的风雨历程,体外培育牛黄的质量标准转为正式的国家标准。2003年2月,在北京人民大会堂召开的全国科学技术奖励大会上,"牛黄体外制备技术"获国家科学技术发明奖二等奖(一等奖空缺)。

2005年起,体外培育牛黄载入《中华人民共和国药典》,其造福人类的价值是难以估量的。《人民日报》2006年4月13日头版《新的战略支点》一文中用大段文字描述了这一成果的意义和实用价值——体外培育牛黄的研究成功,是中药现代化进程中的一个里程碑,在传统中药基础上实现了两个重大突破:突破了传统中药只能天然生长,不能大规模工业化生产的限制,把牛黄的成石周期由3~5年缩短到一周;突破了中药有效成分特别是其成分含量难以定量的束缚,体外培育牛黄的有效成分的分析已达97.6%,而且成分含量稳定可控。

(作者:马先松)

酒精喷灯

该灯为1955年医院迁汉时购置，在近半个世纪的岁月里，小小喷灯记录了同济人的"自力更生""艰苦创业"精神。

1938年迁徙途中，同济学生的拉丁文和德文笔记

大爱无疆

吴在德

李　晖

赵华月

戴植本

南登崑

郭俊渊

蔡　转

陈孝平

马　丁

汪道文

周剑峰

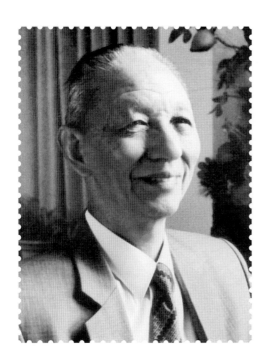

吴在德：
医者本色

吴在德是中国肝胆胰外科"突出贡献金质奖章"获得者，国务院政府特殊津贴获得者，曾任中华医学会外科学会副主任委员、湖北省医学会副会长，《中华外科杂志》副总编辑及《中华实验外科杂志》总编辑。他继吴阶平、裘法祖后，成为国家重点医学专著《黄家驷外科学》第七版主编之一，国家统编医学教材《外科学》第五、六、七版主编，是当之无愧的医学大家。他历任同济医院外科学教研室副主任，是我国第一个器官移植研究所副所长，同济医科大学校长……岗位变、职位变，始终不变的是一位医家的仁者之心。吴老总是说，"我是医生，这是我的本职，更是我毕生要保持的本色"。

中华人民共和国培养的第一代医学家

吴在德,1927 年出生在杭州的一个殷实之家,祖父是清朝末年最后一批举人,家教甚严,"为人正派、讲文明、懂道理"是其祖训。然而在那风雨飘摇的岁月,吴在德一家和千万同胞一样生活在动荡之中。1937 年,抗日战争全面爆发,年幼的吴在德和家人开始了颠沛流离的生活,先后经历了三次失学。为减轻父母的负担,14 岁的吴在德和 11 岁的弟弟不得不挖野菜充饥,捉鱼捉虾,做小贩……艰苦的环境未能熄灭他求知的渴望,还磨炼了他过人的意志和吃苦耐劳的品质,他在艰苦的条件下一直坚持读书、练字、学画。

1948 年,吴在德考入同济大学医学院,开始了他的学医生涯。吴在德的学生时代正处于中国新旧社会的交替之期,他和当时的学生一起参加过罢课、学潮,后来又在进步同学的影响下,读《新民主主义论》。1949 年 5 月上海解放,吴在德迅速接受进步思想,1951 年加入新民主主义青年团,1954 年成为共产党员。回忆这段经历,吴在德十分感慨:是中国共产党把他从一个最初只想着光宗耀祖的人,变成了一个懂得用医学为人民服务的人。

同济大学是一所享誉中外的综合性大学,尤其是医学始终保持与世界比肩的水平,当西方还在探索用手术的方法治疗癌肿的时候,同济大学及其附属医院已有了诸多手术治癌成功的先例。但由于战争的创伤,同济校舍几乎变成一片废墟,不得不选址重建。在新中国的怀抱里,同济很快医治好战争的创伤,恢复了勃勃生机。裘法祖、过晋源、林竟成等一大批医学大家和管理专家先后汇聚同济,"北协和,南同济",誉满申城。

吴在德在这样一种氛围与环境中学习,不仅目标明确,而且动力十足。吴在德所在班是抗战之后教学正规的一班,第一年他进入德文快班学习,一周 26 个学时的德文课,而后的大学基础和医学课程都由经验丰富的老师(大多是分别从德、美、英、日、瑞士等留学回国的老师)讲授。条件虽然艰苦,但同济老师严谨、优良的教学和严格要求,为吴在德学医、从医打下了坚实的基础。6 年后,吴在德以优异成绩毕业,留校任教并成为同济医院一名医生。他引以自豪的是自己是国家培养的第一批医生,他多次对学生讲:生我养我者父母,教我诲我者老师,让我懂得"为人民服务"的是中国共产党。

吴在德感恩每一位将他引上医学之路的老师,尤其是在我国外科学大师裘法祖耳提面命下工作,他认为是一种机遇,更是一种幸福。裘老对学生的要求非常严格,"先要学会做人,再学会做事",外科医师必须"三会"。吴医生记得很清楚,20 世纪 50 年代初,他在上海同济医院实习时,裘教授问他:"吴医生,你来多少时间了?"他回答"来了三个礼拜","那你打个结我看看"。他没有想到,一位大教授仅提了这么小的问题,他明白这是老师在考学生的基本功,此后他对外科的每一项小技术从不敢丝毫马虎。至今,吴在德已记不清有多少篇文章交给裘老改过,但记得最清楚的是每篇文章裘老都认真修改,小到标点符号,甚至什么时候该用"和",什么时候该用"与",什么时候该用"同"都有讲究。

20 世纪 50 年代初,为适应我国外科发展的需要,在医院支持下,身为外科主任的裘老果断地将外科分为普通外科、矫形外科、胸外科、小儿外科、泌尿外科、脑外科及麻醉科等专科。1964 年,经国家批准在国内率先成立腹部外科研究室,交由吴在德负责筹建。腹部外科为外科之基本,在裘教授的指点下,吴在德将肝胆外科选定为自己的研究方向,从此跟随老师在相关领域拼搏 50 余载,成果迭出。

1958 年,吴在德跟随裘老率先在我国尝试器官移植的实验研究,他是我国最早开展临床肝移植参与者之一,并率先总结发表了适合我国国情的临床肝移植手术技术系列论文。1980 年,中国第一个器官移植研究所成立,裘老任所长,不久吴在德担任该所的副所长。1984 年,吴在德担起了武汉医学院校长的重任。进入 21 世纪,裘教授将自己长期担任的两项学术重任交给自己所信赖的学生吴在德:一是全国医学生 5 年制本科《外科学》

教材主编；二是《黄家驷外科学》主编。学生没有辜负老师的期望，曾担任《外科学》第五、六、七版的主编。《黄家驷外科学》第七版也在裘老去世不久出版发行。

技精德诚，凸显医者仁心

20 世纪 50 年代，中央人民政府政务院令同济大学医学院及其附属同济医院整体内迁，以加强华中地区医疗及教学力量。吴在德和他的老师们告别上海，来到华中重镇武汉，从此，他的足迹遍布荆楚的山岭乡村、湖汊渔港。

1965 年，吴在德响应毛泽东同志"把医疗卫生工作的重点放到农村去"的号召，参加首批下乡巡回医疗，第二年他两次奔赴农村，1969 年他又下乡去了。

吴在德满怀救人之心为患者排忧解难。首先是力求不误诊，例如用胃大部切除术治疗溃疡病，因为胃炎、胃癌、胃溃疡三种病临床上常常难以鉴别，囿于当时的诊治条件，医生只能凭借病史分析、体格检查及自己的经验诊断，数年中吴在德诊治患者无数，凭借一丝不苟的认真态度和精湛的医术，无一例出错。农村药物、器材极度匮乏是又一难题，手术中，吴在德总是想方设法节省材料，甚至每一滴消毒酒精，每一根结扎缝合线都不浪费，能省的都省。一台胃手术成本最低只需要 2 元 6 角 3 分。回忆当年，吴在德深有感触地说：是农民教会了我怎样做一名真正的医生。

担任院党总支委员（当时尚未设党委）兼团总支副书记以及外科副主任的吴在德积极响应学校党委号召，带头开展"减轻患者痛苦，减轻患者负担，保证医疗质量"的"两减一保"活动。那时患者来医院做一个胃大部切除的手术，费用在 100 元左右，很多农民还是做不起，遇到这种情况，吴在德就将其安排在由教室改成的简易手术室做手术，这样只需要 50 元钱。

外科医生是一种高风险职业。面对风险，吴在德总是把个人荣辱得失置于一边,把患者利益放在第一位。他亲身经历过这样一件事:一位甲状腺癌复发伴纵隔淋巴结转移的患者,由于肿块范围大,呼吸困难、生命垂危,急诊住院抢救后转危为安。一般认为,患者已失去再次手术机会,当时又缺乏其他治疗手段。吴在德十分为难:一方面他不能见死不救;另一方面手术风险极大。起初,拟病情稳定后让其出院。这位患者原为一名军人,他说:"我没有死在炮火下,在疾病面前我也绝不会坐以待毙"。在他的一再要求下,吴在德冒险给他做了手术,手术进行了3个小时,成功了。事后那位患者当面对他说:"老吴啊,我很感谢你,但是命不是你救的,是我自己救的。"这句话,使吴在德沉思良久:敢不敢为患者冒风险,冒险到什么程度,这不仅检验着一位外科医生职业能力,更是对其职业良心的考验。

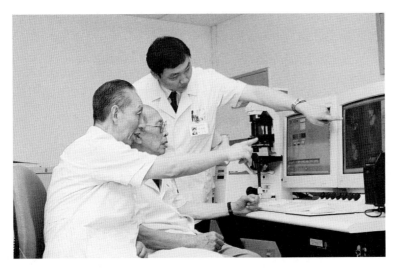

吴在德(左一)与
同事开展病例讨论

面对越来越多且复杂的疑难疾病,的确需要医生有一定"冒险"精神,但吴在德并不赞成"艺高胆大",认为"没有厚德仁心做基础,艺高胆大往往是惹祸的根源"。他提倡"三思"。一是"慎思",每一项诊疗措施的采用前,深思熟虑,进退有度,不良医疗效果的教训常常不是"想不到",而是"不想到"。二是"反思",无论一次手术成功或是失败,事后都需要反思。尤其成功后,"再成功的手术都可能有意想不到的事情发生,懈怠是最大的危险",哪怕是一根引流管或导尿管都不可小视。三是"换位思考",视人如己,视患者如亲人。吴在德为大家作出了表率。一位来自农村的患者,过去巡回医疗时找吴医生治过病,深为他的医术所折服,这次又专程来到武汉找吴在德。患者患有晚期胃癌。吴在德热情接待了他,经过详细检查,觉得按当时的技术条件与能力只能姑息治疗,即便使用当时奇缺的化疗药物,治疗效果也不会理想。患者丧气地说:"那我明天出院,乘早班船回去。"这天晚上吴在德久久难以入睡,他想:按病情发展,这位患者不久会发生胃出口梗阻,这岂不是宣判患者的"死刑"了嘛!假如此人是我的亲人,又该如何呢?患者所乘的船将于凌晨五点半开,他早上四点钟赶来病房,用商量的口吻对患者说:"你暂时别走,我再努力一下。"患者喜出望外。吴在德重新给他做进一步检查,分析认为,虽不能根治,但如果手术得当,患者是可以多活一些时日,于是制订了较为详尽的手术方案。术后,患者又存活了5年多。吴在德说:"医生最高兴的不是得一个奖状,也不是奖励多少钱,而是在患者生死攸关的时候救活了他。数十年之后,突然遇到你的患者,互相问候一声,这是最令人欣慰的。这才是一位医生的价值所在。"

一位医生的价值最终体现在患者的需求上,这是一种最朴实也最崇高的价值观。作为高等医学院校的科技人员,吴在德总把自己的科研课题与患者最急切的现实需求联系在一起。1958年,他搬回同济医院的第一台B型超声波仪器,最早开展超声检查的研究。在做住院医生的时候,他就主攻临床难题:肠粘连预防问题。虽然当时许多同事都认为这个领域不会产生太多的研究成果,但为了患者他还是坚持了下来。通过对照试验发现,关腹时腹膜缝线的选择对肠粘连的发生有一定影响,这项研究结果挑战了当时临床常规应用的某一理念,从此腹膜缝合采用了丝线间断外翻缝合替代肠线连续缝合。1958年,为适应肿瘤治疗社会需求,他参与组建同济医院肿瘤病房。在大力提倡中西医结合的年代,他还和中医科医生合作,开展中西医结合治疗急腹症的探索。1963年以后,他回到普外科,主要从事肝胆外科及器官移植临床与科研。为解决患者手术中出血问题,研制了Nd:YAG激光手术器,并应用于临床肝切除术获得成功。吴在德长期致力于肝内胆道出血的研究,从 20 世纪 60 年代初起,历经 14 年,保持对一组(18 例)肠系膜上腔静脉——下腔静脉分流术治疗成人门静脉高压的患者随访,克服重重困难,使随访率达 100%,对这一治疗方式的效果作出了科学的、实事求是的结论,为医学界所认同。多年来,吴在德在中西医结合治疗食管癌、门静脉高压外科治疗、肝移植进行实验研究与临床应用获得诸多成果。在他主持或参与的获奖课题中有国家科学技术进步奖二等奖一项,卫生部科学技术进步奖甲等奖一项,中华医学科技奖一等奖一项,湖北省科技进步奖一等奖两项,湖北省科学技术进步奖二等奖两项。发表科研论文百余篇,他淡泊名利,凡发表论文,即使是合作或指导论文,若非亲自执笔,他都坚持署名在最末一位。

执掌同济,续写医学新篇

1984 年,任外科副主任兼器官移植研究所副所长的吴在德被任命为同济医学院校长。他是这个学校历史上第 32 任校(院)长,受命于高校改革开放的起步之期,深感责任之重。

吴在德上任之后的第一件事,就是和同时上任的党委书记讨论如何加强班子建设,团结全校师生共谋学校发展。经过反复讨论,他们将学校的校训凝练为"团结、严谨、求实、奋进",目的在于凝心聚力,以图学校新时期的新发展。吴在德任校长的首次教代会上,学校宣布了他和校班子的"约法三章":在任期间不调住房;校长奖金按行政人员标准(由每月 8 元降为 4 元);两位主要负责人放弃当时加一级工资;校领导公车私用按里程收费;决不借出差开会游山玩水。尽管当时学校经费不足,校领导班子创造条件,优先改善教学和师生生活条件。条件稍好,学校先后安装煤气和暖气,安装暖气的次序是:教学区、图书馆,再行政楼,再住宅区。学校重大决策,首先征求一线教师和老教授意见,吴在德常常是一位一位地登门求教,而不仅仅是开几个座谈会。班子的行动深深感召着全校教职员工。卫生学院的前院长林竟成和同济医院前院长周裕德两位"元老"在病重住院治疗或卧床不起的情况下,几次给学校写下了计以万字的《建议书》。校长、书记精诚团结,共事的干将如云,各院、系负责人齐心,推动和促进了学校一系列的改革。

——打破单一的办学模式,提出多学科、多层次、多学制的学校发展思路。吴在德曾设想,从长远考虑,医科大学应走以医学为主,文、理、工结合的综合大学道路,并着手实施。1985 年,在全国最早开设妇幼卫生专业,并同时开设了法医学专业;1988 年,开设信息管理与信息系统专业、公共事业管理专业;1989 年,开设卫生统计专业;1992 年,开设健康教育专业。在吴在德任校长的 8 年间,学校的专业由原来的 3 个增加到 16 个。

——坚持以教学为中心,注重学生综合素质和能力培养。外语教育在保持德语传统的同时,逐步转变为以英语为主。1988 年,在全国医学院校率先设立了七年制,给了学生两次科研训练机会——前期基础科研训练和后期临床科研训练,极大地提升了学生的科研能力和思维水平。还试行"三、五、七"年制互通,优胜劣汰,鼓励学生奋发向学,效果显著,在教育部组织的七年制评比中获得第一名的好成绩。吴在德深知:学校的"产品"是学生,教学一定要强。同济培养的学生,理论和实践能力在全国口碑颇高,毕业生得到各用人单位的好评。

——支持、鼓励科学研究,增强软实力。倡导"医、教、研"相结合,基础研究、临床应用研究多管齐下。学科建设发展迅速,面向世界吸引人才。这期间,医学院获批两个原卫生部重点学科,两所附属医院的医疗、科研水平开始跻身全国医院前列。获国家级科学技术进步奖和发明奖 5 项,部、委级一、二等奖 22 项,省级一、二等奖 23 项,这些成果的取得在当时实属不易,并且为日后中国科技界所称道的"同济现象"的产生打下了基础。

——实施人才战略,增进学校发展实力。尽管当时财力有限,学校仍然想方设法筹措资金,选送优秀中青年教师赴美、德、日等国深造。而今,他们中不少成为学术带头人或领导骨干。为解决教师住房短缺的突出矛盾,吴在德和班子齐心协力开源节流,在校外购置了部分土地和住房,并制定条例向教师倾斜。这些举措的实施,开始扭转"人才东南飞"的局面,尤其两所附属医院,成为吸引人才的基地。

——增进国际学术交流,扩大国际影响。通过裘法祖、武忠弼等一批老教授的努力,八年间同济和世界卫生组织及外国大学共 13 个国外机构签订了合作协议;外国政要来校访问 32 批次;成立了中德医学学会,每年中、德各开一次年会,一直延续至今;开启了德方医学生来华见习的先河;在全国选送优秀人才赴德留学……鉴于吴在德在国家医学教育领域的杰出贡献,1998 年他获得了德国联邦医师公会授予的最高荣誉奖,2004 年获国际肝胆胰协会中国分会授予的杰出成就金质奖章,2007 年获德中医学协会"宝隆奖章"。

（作者：马先松）

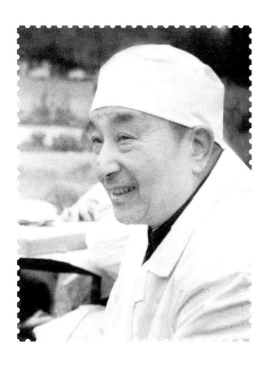

李晖：

荆楚名医
甘为医院
"建筑师"

武昌东湖西北一隅，这里原是一片水涵、草滩、荒坡，如今已是松柏蔽日，花园里曲径通幽，处处可见亭台水榭，这就是华中科技大学同济医学院附属梨园医院。医院的职工有口皆碑：梨园医院的建成和发展，老院长李晖功不可没。鉴于他的突出贡献，他荣获了"全国老有所为精英奖"，湖北省原卫生厅授予他"全省白求恩式的卫生工作者"的光荣称号。

晚霞，依然灿烂

1977年春，李晖任同济医院业务副院长，兼任中华医学会湖北分会副会长、中国防痨协会湖北分会和武汉分会理事长。他与上海医药工业研究所合作的"磷酸喹哌用于治疗矽肺病"科研成果将要告成（后荣获国家科委三等发明奖），20多篇关于肺科疾病的论文在国内外学术刊物发表。

此时，李晖已是名成功就，时逢党的工作开始转移到以经济建设为中心上来，人们崇尚知识，又青睐懂业务技术的专业人才，李晖晚年的路铺满了耀眼的霞光。

1978年冬，李晖受省委、省政府领导的委托，在省委组织部的领导下，着手筹建湖北省老干部医院，即现在的梨园医院。

一般而言，兴建一所现代化的医院需要3年左右，医院开院到正常运转需5~7年，要形成现代化的医院管理和高质量的医疗水平需要10年以上。这3年、5年、10年对于花甲之年的李晖来说，正是业务上的"黄金时期"，去当医院"建筑师"，无疑会影响到他医疗业务的发展。

怎么办？他又一次选择了服从大局。

上一次还是中华人民共和国成立初期，九省通衢的武汉重镇急需医务人才，李晖放弃了繁华的上海市，首批申请来到武汉，在医学院工作。

20世纪50年代，他协助兴建武汉市结核病院。60多岁的刘南山院长拍着李晖的肩膀说："你年富力强，以事业为重，好好干。"李晖的家在汉口航空路同济医学院内，距结核病院只有几里路，踩车子半个小时，可他一年未迈进家门，全身心扑在医院的基建上，边建设边开院，不知熬过了多少不眠之夜。这年，李晖光荣地加入了中国共产党。

从上海来武汉工作，人们说他的思想好；放弃部级大医院去建市级医院，人们说他有牺牲精神。然而这次担负筹建湖北省老干部医院，人们却议论开了。

但他崇敬和爱戴那些经过革命战争考验的中国共产党人。这些革命老同志过去为了中国劳苦大众的翻身解放，为了国家和社会主义建设，立下了卓越功勋，应该老有所养，病有所医。

他卷起铺盖出发了。

1978 年严冬里的一个雪天,李晖身穿厚厚的棉大衣,在新选定的院址——武汉东湖西北处的一片荒坡野岭中行进。水塘中残荷梗上结着冰凌,沼泽已冻成冰块,李晖深一脚浅一脚地勘察地形。冰水浸透了他的鞋子,风雪袭击着他的脸,但那双浓眉下的大眼睛充满了自信。

李晖对身边随行的人员说:"不能等到晴天去干,也不能拖到春天去做,更不能围着火炉空谈,只能争分夺秒,尽快建成医院。"

李晖把这身老骨头豁出去了。医院初建时没有办公地点,李晖和筹建小组的同志借东湖中学的几间平房办公,同教职员工一起吃食堂。没过多久学校这几间房另有他用,他们又搬进位于水果湖的湖北省第一招待所,吃集体餐。水果湖离工地 5、6 千米,为了不把时间浪费在路途上,他就带着馒头、咸菜打发胃肠。有时馒头被风吹硬了,就用水泡开咽下。基建全面铺开后,他又将办公室搬到工地用油毛毡搭起的简易房里,与工人同吃同住同劳动。

建医院,对李晖来说,不比在医学院的讲台上授课那样轻松,也不比在病房里看患者用听诊器那样自如,需要做大量的谋划、决策、组织和协调工作,甚至要带头去干已经与他年龄不相称的重体力活。卸料平场,种树栽花,工地上到处都有他的身影。一次卸料中,他看到工人忙不过来,便挽起袖子就干,一干就是一上午,可他已是几天未合眼了。中午只觉得一阵头昏,眼冒金星,急忙从上衣袋里掏出了小布袋子,将一片片的药倒进嘴里,身边的同志搀扶他颤抖的身体,心疼地说:"您这么大年纪了,站在一边指挥就行了。""我还能动,别担心。"李晖说着又回到了工人的行列中。

这个小药袋伴随他已 10 多年了。他身患高血压、糖尿病和腔隙性脑梗死等多种疾病,这些病魔一次次发难,都被这个小药袋"制服"了。

1981 年 7 月 1 日,梨园医院正式开院收治患者。两年时间建成一座现代化的医院;这个速度就是在国外也属罕见。李晖当之无愧地被任命为第一任院长。

"终点站"的太阳神

如果说婴儿从母腹呱呱落地是人生旅途的第一站,那么老年便是人生旅途的终点站了。梨园医院住着的大都是古来稀的老同志,他们称梨园医院为自己生命旅途上的终点站,把李晖看成是延续生命之旅的"太阳神"。

65岁的院长李晖,像夕阳不停地燃烧自己,放射全部的光和热,他把自己高超的技术、全部的感情,都无私地献给了这些革命老人。

有人建议他退休,在武汉闹市区开私人诊所赚钱发财,他没有理睬;有人央求他当顾问借他的名气行医,让他坐收渔利,被他断然拒绝;有的医院以高薪、豪宅诱他离开梨园医院,他不动心。他家在同济医学院,住一室半一厅,是20世纪50年代建的房子。梨园医院给他留了四室一厅住宅,他让给了一位离休干部。他把自己的办公室作接诊室和卧室,同患者朝夕相处,同吃同住同乐,每天听着患者的呼吸声、呻吟声和笑声,随时为患者提供各种医疗服务。

参加工作近50年,李晖仅有过一次休假。在梨园医院的9年里,只是每周六回家一趟看看老伴儿。有时工作忙了,一连几个星期不回家,老伴儿只好从汉口搭车来院给他送点心、水果。有人给他计算过,这9年他的经济收入比在一般的医院少,但工作时间多出一年,与家人团聚的时间只有几个月。有人叹道,"李晖过的是'老单身'的清苦生活"。

李晖何尝不想在自己有生之年享受一下家庭的温暖,陪陪老伴儿,逗逗孙子,种种花草,颐养天年。但他同时想到,这些"老革命"把生命都托给了我,还有什么比这更神圣而光荣的呢?在他担任院长的3年多时间里,医院共收治来自全省各地的患者千余人次,没有发生一例医疗事故,近200名危重患者在他的组织指导下,绝大多数抢救过来了。

有些病例国外都认为是没有办法救治的,而在李晖和他的得力助手蒋彦章主任医师，以及一批医护人员的精心治疗下，取得了意想不到的效果。

——84岁的患者占浩生（化名），患肺心病、冠心病伴股骨颈骨折，前列腺增生引起尿潴留，永久性膀胱造瘘，慢性泌尿道感染等多种疾病，经先后8次抢救，使患者的生命延续了3年多。

——93岁的患者程衡（化名），患慢性支气管炎、肺气肿、冠心病、高血压，又因消化道出血，1985年12月28日突然丧失意识，呼吸停止，脉搏摸不到，心音听不清，经过三天三夜的全力抢救，终于妙手回春，程老又在人生的旅途上多走了三个春秋。

——76岁的患者万建初（化名），右上肺周围型肺癌。1989年12月15日出现呼吸困难、昏迷、全身发绀。对他实行气管切开手术，吸氧、输液、鼻饲、导尿，使方老从生命的终点又回走了110多天。

还是听听90多岁的许兴寿（化名）和他老伴儿的心声吧。那位山东老奶奶说："这老头子肺、心、肾啥都有个毛病，10年前他就靠那个李晖活了。"爷爷说："可不，那时李晖在同济，俺们住在同济，后来李晖调到梨园，俺们也跟着住进了梨园。"

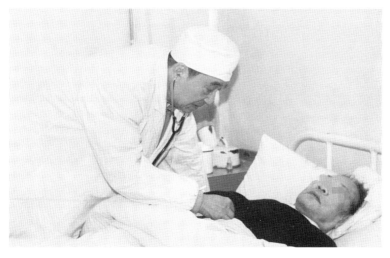

李晖为患者做检查

李晖身患高血压、腔隙性脑梗死。一天，他突然感到自己右半侧手脚不灵，他心里清楚：重则半身不遂，轻则手脚作废。时任医院党委书记陈有带着机关的同志,提着水果看他来了,再三劝他住院。医护人员送医送药到了床头,他只好接受治疗。住院两个星期,每次输液时,他总是让护士把输液卡放松再放松,液滴加快再加快,说张老、王老、李老等着他去看。星期五是专家查房时间,他照样是第一个先到安排的病区,迈着沉重的步子,用颤抖的手拿着听诊器为几十个患者一一细查,从早上8点一直忙到11点。回来卧床输液的时候,李晖还要看有关肺尘埃沉着病的资料。他常说,这种病在世界上还没有彻底解决,作为肺科专家的他常常感到内疚。守候在他身边的老伴儿对他说:"我这个老图书馆员,没少给你借书看。你身体好时,我总是一个劲儿地给你送资料,今儿个病了,暂时歇会儿行不行?"说着把书给没收了。

不少患者得知李晖病了,纷纷前来看望,患者们早就知道他"三不一少",即不收礼品、不喝酒、不抽烟、少喝茶,于是他们便凑钱给他买了两对不同型号的健身保龄球,盼望他的手、脑的功能迅速恢复。这是大伙的一片心啊,他收下了,这是他第一次接受患者的礼物。

说来也怪,不知是这两个健身保龄球的作用,还是药物治疗的结果,或者是他意志的力量,病魔终于屈服了。他更是脚下生风,手中传情,把智慧之花,把精神之花,撒在一间间病房,插在千百个患者的心田。

霞满山乡路

1984年,李晖卸任了院长,担任名誉院长。这个时候,他才有了更多的时间来研究以往搁置的科研课题。

20世纪50年代,李晖已是技传荆楚,名扬中南。他是国际防痨协会会员,多次出国在欧洲、亚洲讲学或考察。1963年,他被聘为卫生部医科委结核病专题委员和卫生部结核病防治研究咨询组成员,负责中南5省结核病流行病学抽样调查的组织协调和技术指导工作。李晖认为,现阶段危害人民身体健康的主要是恶性肿瘤、心血管疾病和肺科疾病。作为肺科专家的他,不顾年老多病,决心把肺科疾病的诊疗和科研提高到一个新的水平。

他长年往返于湖北省 3 个地区、8 个省市的 30 多个县,在几个小煤窑调查肺尘埃沉着病的发病情况,进行科学研究。

春寒料峭,他和科研小组的几位同志行进在鄂西的崇山峻岭之中,对几个粉石场的工人作肺尘埃沉着病调查。一天,暴雨造成山体滑坡堵住了上粉石场的道路,地方陪伴的同志劝他们折回县宾馆住几天,等清除路障后再上山。李晖执意步行上山,对 9 名矿工作了全面检查带回了珍贵的第一手资料。

盛夏的一天,他在应城县(现湖北省应城市)某膏矿实地调查。矿井口狭窄,深一百多米,工人们打着火把,点着煤油灯下矿井采矿,吃喝拉都在井内,没有通风设施,矿内发出一股难以言状的怪臭味。李晖不惧艰难,四度深入矿井,与矿工们并肩作战,昼夜不息。通过实地调查和科学分析,他们找出了矿工肺上的病灶并非仅是由矿尘所致,更深层的原因在于井下缺乏有效的通风设施,长期呼吸煤烟。这一发现为改善矿工工作环境提供了科学依据,李晖和团队的不懈努力,促成了当地政府采取行动,对矿井通风系统进行了全面升级,有效防治了数百名矿工的疾病,保障了他们的健康和安全。

李晖同时还加强了对老年医学的研究。荆楚大地的山山水水,村村寨寨,都留下了他和助手们的足迹。他曾徒步几十里上武当山查问道士的营养状况,在华容古道上涉水访问长寿老人……那辆专用吉普车的轮胎换了好几次,他们的皮肤几经脱皮,变得黑红。

辛勤的汗水浇出了智慧之果。

1985 年 5 月,李晖和刘沛生参加了中美第一届国际老年医学学术研讨会,在会上作了《中国老年流行病学研究的概况与特点》的报告,受到与会者的高度评价,《中国日报》作了长篇报道。同年 10 月,在南宁召开的第六届中南地区老年医学学术会议上,湖北共有 8 篇交流论文,而梨园医院李晖等人撰写的就有 5 篇。其中,《长寿地区形成原因初探》这一成果,新华社向全国发了专电,《广西日报》发表了两篇专访文章。李晖和他的助手们获得了由湖北省政府颁发的"湖北省结核病流行病学抽样调查""健康老人生理正常值的探讨""湖北省88例百岁老人的综合调查报告"三个三等奖,出版老年医学专著三部。

担任名誉院长的李晖,肩上的担子并未减轻。他不仅长年"坐堂行医",还担任中华医学会湖北分会老年医学会和武汉老年医学会理事长等十多种社会职务。他讲学、会诊,穿梭于武汉三镇。当人们问到李晖年老多病为何还这般忘我工作时,他笑答:

已入桑榆圈,何须顾余年;

医术为人间,是霞射满天。

（作者：柳德金）

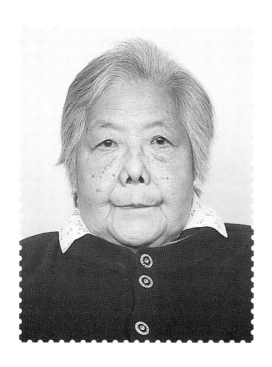

赵华月：
不灭红烛照亮每个角落

赵华月曾任同济医院内科主任，被评选为"同济医科大学十位奉献人"之一。大家称赞她："像一支红烛默默地燃烧，用光照亮了她辛勤耕耘的每一个角落。"

年事虽高仍能"随请随到"

赵华月是全国知名的心血管病专家，在40多年的临床和教学中，她不仅积累了丰富的经验，而且学术造诣尤深，尤其是对高血压、洋地黄中毒、冠心病和急性心肌梗死等疾病预防治疗方面有着独特的学术见解。

尽管年事已高，赵华月仍担负着繁忙的医

疗工作。病房有危重患者，她总是随请随到。她的查房时间一般安排在星期一上午，每个星期天她都抽出时间到病房看患者，针对患者的新情况查阅有关文献，思索治疗方法。第二天查房后，一套完整的治疗方案就会出现在患者的病历上。

每次查房，赵华月不仅会为患者找到一种最佳治疗手段，而且也是一次生动的教学。每当轮到赵华月查房时，听查房的医生就特别多，他们中有教授、主治医师、研究生，这不仅是因为她有着丰富的临床经验和学识，而且能针对各种不同层次的人员结构，采取不同的方法，运用典型病例来启发大家思考、探索，使得每次参加查房的人都有一次收获。

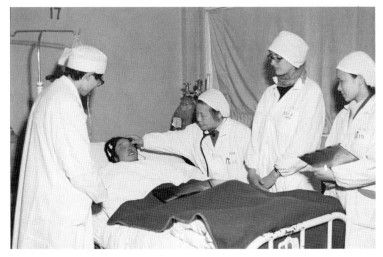

赵华月查房（右三）

赵华月的社会声望很高，院内外许多单位和个人常邀请她看病或会诊，她不分职务高低，总是有求必应。她说："只要眼睛还看得见，耳朵还听得见，就要好好地为患者治病。"

"导师妈妈"把学生当子女

赵华月是心内科博士生导师，平均每年带 7~8 名博士和硕士研究生，最多的时候要带 10 名学生。她每天指导一个研究生，一个星期七天还不够用,每天晚上的时间还要用来指导研究生。

赵华月十分重视教书育人,在她看来,研究生教学是为国家培养高层次人才的,她不仅在学习上对学生严格要求,而且更注重把他们培养成为具有高度政治觉悟的知识分子。为了培养学生的科研能力,从查阅文献、选题到临床和实验研究,她悉心地对每个研究生进行指导,有时还亲自上图书馆为学生查找文献。

赵华月对学生的生活更是关怀备至,有时研究生做实验时间晚了,她会亲自做好饭送到实验室。学生病了,她亲自联系治疗,在家中做好可口的饭菜送到床头。一位研究生的妻子病了,赵华月跑到武昌红钢城为他妻子看病。在她指导和培养的学生中,5位研究生的毕业论文在国际会议上宣读,2项科研成果通过省级鉴定,数十篇论文在国际和国内杂志上发表。她为培养我国高质量的医学人才付出了辛勤的劳动与汗水。

业余时间开班教授临床外语

赵华月通晓四门外语。为了提高职工的外语水平,1985年5月,在赵华月倡导下,医院成立了"临床外语教学委员会",大家选她担任主任委员。通过全院外语摸底,她先按不同程度分初级班、口语班等四个班进行辅导,而后又开办了听力、外语查房、文献阅读等9个外语学习班,涉及英、德、日等3种语言。

多年来,赵华月为这些班的教学耗费了大量的心血。从请老师、挑选教材到抽查教学效果,无不亲自操心劳神。她先后聘请了8名外籍教师,很多费用还需她自掏腰包。学生用的许多教材是赵华月从外语特别节目中收录下来的。她常常是一清早或深夜录音,然后自己将录音整理并打印出来,印发给学员。为提高学员口语能力,赵华月在全院倡导定期进行外语查房,并带头在心内科病房开展了外语示范查房,推动了全院各科室外语查房的逐步开展。

经过多年努力，医院职工外语总体水平大幅度提高，为医院的对外开放和学术交流创造了有利的条件。而对赵华月来说，临床外语教学完全是一项义务性的劳动，并且全部是利用业余时间。

年逾古稀每天仍工作 12 小时以上

"老牛自知夕阳短，不用扬鞭自奋蹄"。

步入古稀之年后，赵华月脚步迈得更加匆忙，肩上的担子更加沉重。她是当时的同济医科大学学术委员会委员，同时还担任武汉市心血管学会主任委员、湖北省心血管学会名誉主任委员。经常性的工作有 15 项之多，如教学查房、省直机关门诊、院内外会诊、带教研究生、进行德语和英语班的外语授课、德国留学生见习讨论、全院临床外语教学、五种期刊的编委及审稿、科研工作、省科研成果认定、全国性专题学术会议及外事活动等。

觉得时间不够用，赵华月只有把晚上和周末的时间全搭上，每天工作 12 小时以上，睡眠时间仅 4~5 个小时；每次出差，旅途都要带些稿子审校，拿她自己的话说："这是我工作的最好时机，因为在车船上没有人来打扰我。"

这就是赵华月，一支用自己的光照亮着别人前进道路的"红烛"，一位为党的事业无私奉献的共产党员。

（作者：刘正湘）

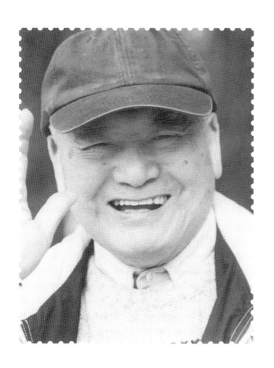

戴植本：
断手再植手术载入非洲医疗史

我国著名外科学家戴植本教授，1951年毕业于中南同济医学院医学系。为反抗侵略、保家卫国，他参加了抗美援朝志愿医疗手术队，开展战地救护，受到朝鲜政府的表彰，荣获朝鲜政府颁赠的中国人民志愿军军功章。1973—1975年，参加中国援阿尔及利亚医疗队，任马斯卡拉省医院普外科主任，其间他克服重重困难，帮助马斯卡拉省医院建立了符合国际标准的普通外科，成功救治了大量患者，出色完成了援阿任务，他的国际主义精神和人道主义精神，受到阿尔及利亚政府和人民的高度赞誉。

无论是反抗侵略、保家卫国，还是和平时期国际救援，戴植本教授总在救死扶伤一线，凭着过硬的基本功和丰富的临床经验，及时诊断和正确处理了大量临床疑难患者。

从志愿医疗队变成志愿军

1950 年 12 月 15 日，上海市医务工作者抗美援朝委员会成立，号召各医学院校、医疗单位组织抗美援朝志愿手术队奔赴前线，救治伤员。1951 年，同济医院很快组织起一支独立建制的抗美援朝志愿手术队，被命名为上海市抗美援朝志愿医疗手术总队第一大队，8 个月后又派出第二支，命名为第六大队。

1951 年 7 月，处于实习阶段的戴植本作为上海市第一批志愿者出发参加抗美援朝，他是大队的外科医生。同年 9 月，戴植本进入志愿军野战外科训练班，3 个月后赴朝任医生兼任军卫生队教员。原本计划医疗队半年就回上海，但戴植本这批应届毕业生中有一部分留在当时的第二军医大学做药理、病理老师，他和其他的一些同学则被调配加入志愿军部队，经过 3 个月的野战训练学习战地抢救后，准备跨过鸭绿江。

开赴前线以后，大家实际上所承担的主要工作，是跟着志愿军部队在防空洞里照看伤员。在那里，大家吃住跟志愿军一样，条件很艰苦，冰天雪地十分寒冷。因为美国有三架飞机轮流来轰炸，所以大家住的防空洞经常搬。戴植本保存了一张当时的照片，有一次两个五百磅（约 227 千克）重的炸弹丢下来，不知什么缘故没有爆炸，大家都在炸弹旁边照相留念。

当时，什么样的病都要看，不是说你是内科就做内科，是外科做外科，有什么病治什么病，这是医疗任务。

没有打仗的时候，他就给学生上课。以化学、物理和卫生课为主，还教大家怎样抢救患者、治疗伤员和包扎技术等等。他还要给大家上解剖课和医学基础课。化学课瓶瓶罐罐都要自己调制，他们尽力而为，能做多少算多少。

北非救援做断手再植手术

1973年,作为第五批中国援阿尔及利亚医疗队队员,戴植本辗转10天最终抵达北非国家阿尔及利亚的赛伊达市。赛伊达地处撒哈拉沙漠边缘,被称为"沙漠之门",医疗条件极度落后。中国医生的到来引起了阿尔及利亚社会各方面的关注,其中也不乏因不了解而对中国医生医术持怀疑态度的声音,但不久后,中国医生便以精湛的医术树起了自己的口碑。

1974年12月,阿尔及利亚赫利赞医院收治了27岁的印刷厂工人奥斯曼(化名),他的手不幸被机器切断。按照通常的处理办法,只要把残端伤口包扎止血,皮肤缝合就行了,因此,患者来医院前将断肢遗弃在了车间。接诊医生考虑断肢再植方案,并电告300千米外的阿尔及尔杜也哈镇中国医疗队队部。

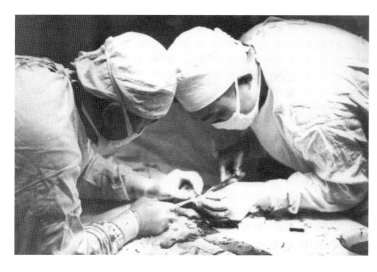

戴植本(右一)援非期间为患者做手术

戴植本当时在毗邻赫利赞的马斯卡拉省医院援助,接到队部求助后,马不停蹄驱车赶到赫利赞医院。

"断手再植,在当时的整个非洲都没有先例。"断手再植手术缺设备、缺器材,连手术线都要就地取材。

断手端的血管十分纤细，最粗的也只有火柴梗般大，而且尺、桡动静脉瘪了，变得模糊难辨，不容易固定。没有手术显微镜，也没有显微外科特制针头，戴植本和团队医生们只能一根一根拨动血管尝试，几个小时后，终于把血管都找到了。

"血管吻合、缝血管是再植手术的关键。"但是阿尔及利亚既没有防损伤的小血管夹，也没有合适的手术线，更别提手术显微镜了。当时戴植本想，为了祖国的荣誉，手术必须成功不能失败。

《名医风流在北非》记载了这一载入非洲医疗史的手术。据记载，手术整整进行了八个小时。血管吻合失败了一次又一次，但是医生们没有放弃。在戴植本教授的建议下，医生们改用"间断缝合法"，一针一线艰难缝合，最终手术成功了。

断手再植的奇迹在中阿两国的友谊史上谱写了一页崭新的篇章。

（整理：常宇　李韵熙）

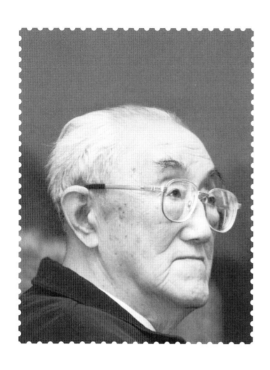

南登崑：
开创国内康复
医学先河

　　南登崑是中国康复医学事业的主要开创者之一。他1948年参加革命工作，1949年4月加入中国共产党。1952年从中南同济医学院毕业后，南登崑就开始从事物理治疗医学与康复医学的临床、教学、科研工作，有深厚的理论基础知识，丰富的临床经验。他在肌电图诱发电位、周围神经损伤、中频电诊断、低中频电疗的研究方面取得了突出成果，在国内率先开展了中频电诊断，并达到国际先进水平。

建立国内最早的康复医学科

　　20世纪20、30年代，现代康复医学在欧美国家形成并迅速在国际范围内发展起来,世界康复医学从单纯的物理治疗,发展到医学康复、教育康复、职业康复、社会康复这种全面康复的新阶段。而在我国,现代康复医学的发展始于 1983 年。

康复医学是通过各种治疗手段为患者恢复和重建失去的功能,提高他们的生存质量和生活质量。由于我国康复医学起步晚,强调患者功能恢复的理念 20 世纪 80 年代才被引入国内。在这以前,我国医疗机构的康复科,以按摩、针灸、推拿为主。

以南登崑教授为代表的一批康复医学前辈从欧美国家进修学习归来,以深邃的洞察力和前瞻性,及时捕捉到了学科发展的趋势。1984 年,南登崑在医院理疗科的基础上率先建立了国内最早的康复医学科,引领中国的物理医学与康复向康复医学转型,开创了国内康复医学的先河。

康复医学界的"黄埔军校"

据世界卫生组织调查,20 世纪 80 年代,我国仅聋、盲、哑、肢体残疾和患有精神障碍的残疾人就有 5 164 万人。据有关资料表明,当时世界各国平均每 10 万人有康复医生 1.625 人,而我国平均每 10 万人仅有康复医生 0.8 人。按世界标准计算,仅治疗师、作业治疗师、心理治疗师我国就需要 45 万人。而当时的现状是,一边是 5 164 万人需要康复的庞大的困难人群,一边是不足一万人的康复治疗队伍。

"社会不能抛弃这个庞大的困难人群,要使他们能回归社会。我国的康复事业急需人才啊!"南登崑常感叹地说。于是,医学院开始注重康复人才的培养,开辟了培养人才的五条途径:一是给在校的所有学生开设康复医学必修课,使他们掌握必要的康复知识;二是在本科生中开办康复医学班,培养愿献身于康复事业的专业人才;三是培养康复医学研究生;四是在卫校开办康复治疗班,培养各种治疗师;五是与香港康复合作中心合办康复医师培训班,对毕业后从事康复工作的学生进行继续教育。

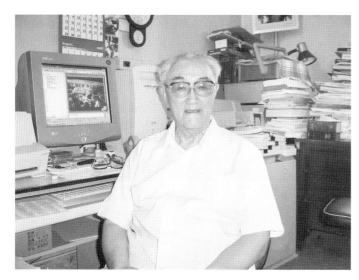

南登崑在工作中

同时,基于当时现代康复医学专业人才极其匮乏的现状,南登崑敏锐地抓住机遇,于1989年率先在国内开办了一年制的世界卫生组织康复医师培训班,邀请国际康复专家前来授课,为中国现代康复医学的发展培养了一大批专业骨干和领军人才,完成了世界卫生组织康复培训项目,被称为中国康复医学界的"黄埔军校"。这一创举,点燃了中国现代康复医学的星星之火,为中国现代康复医学学科的发展乃至在今日世界康复之林占有一席之地,奠定了坚实的基础。

惜才爱才的导师

作为中国现代康复医学奠基人之一,南登崑深知康复医学起步不久,面临大量人才缺口,对于每一位加入康复队伍的学生,他都是无比珍惜,对他们的每一份努力和进步都给予关注和支持。

1986年,窦祖林(中山大学附属第三医院康复医学科学科带头人,现任中国康复医学会副会长)如愿考上同济医院康复医学科的研究生,成为南登崑教授的学生。说起与南登崑"师生缘分"的开启,窦祖林记忆犹新,满怀感动,"选导师那会儿,南教授亲笔回信整整三页纸,详细介绍了康复专业的现状与发展,以及同济医院康复科做什么事儿,言辞热情诚恳,让我坚定了扎根康复的决心。"

将窦祖林领进门后,南登崑不断把康复新知识、新技术传授给他,以启发式教育孜孜不倦地培育和鼓励,经常带他参加学术会议进行"取经"。"特别是每年的康复年会,南教授不仅要求我们多听多看多想,还要求将分会场的情况写成汇报。"

在窦祖林眼中,南登崑教授是他事业前行的"指路灯",也是如慈父般的师长,对他个人也非常关心。研究生时期的窦祖林说话太耿直,像个"小愤青"。爱才惜才的南教授,以自身人生经历给予善意劝诫:"做人要谦虚,不要锋芒太露。"

为康复医学忙碌一生

南登崑一生自诩为"积极分子",热心参与学会工作并由此推动学科发展。1985 年,南登崑担任中华医学会物理医学与康复学分会副主任委员。当时,他的确是太忙了,要带研究生,要主持世界卫生组织设在同济医学院的"康复培训研究合作中心"的工作,要组织编写康复医学教材,要筹办全国研究生康复学术交流会,要主编全国性的学术刊物《中国康复》,要下乡给乡村医生办康复知识讲座……

除此之外,他曾担任中国康复医学会常务理事、中国康复医学会电诊断专业委员会创会主任委员、中国残疾人康复协会副理事长、中国社区康复研究工作委员会主任委员;曾任《中华理疗杂志》《中华物理医学与康复杂志》和《中国康复》等杂志主编。在中国康复医学界享有崇高声誉与威望。

为了在中国广泛传播康复医学知识,培养康复医学人才,南登崑著有《理疗学》《理疗器械的原理与维修》《现代康复医学》,主编译有《克氏康复医学》《新知识词典(医科)》,编译《实用肌电图学》等一批专著。他也是全国高等医药院校统编教材《康复医学》1~4 版主编,还主编了《康复医学科主治医生 500 问》《实用物理治疗手册》《康复医学的理论与实践》《实用康复医学》等大型专著,组织译编了大量世界卫生组织初、中级基层卫生工作者和康复工作者指导手册等,为学科发展留下了宝贵的理论与精神财富。

　　2018 年,为了表彰他为我国康复事业做出的杰出贡献,中国康复医学会向其颁发了"终身成就奖"。

(作者:李燕　吴必雯)

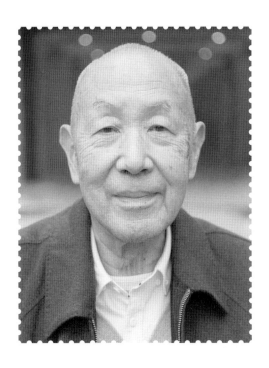

郭俊渊：
教学相长助力放射学发展

他生逢战乱年代，目睹时代变迁。他在影像介入这片处女地上辛勤劳作，救死扶伤，编著科研，教书育人，求索一生——他就是同济医院放射科教授郭俊渊。

郭俊渊曾任卫生部教材编审委员会《影像诊断》的编审，参加全国统编教材《影像诊断学》第1、2、3版的编写（1982—1995年）。1990年，他获得国家教委颁发的奖牌："老骥伏枥，志在千里。桃李不言，下自成蹊"。

自小立志从医，一腔热血投身医学

1925年11月，郭俊渊出生于上海。1937

年,七七事变爆发,刚刚小学毕业的郭俊渊也关心着战争的发展。他从家人和朋友口中得知了战争的残酷,更看到了医务工作者救死扶伤的神圣使命,从医的种子便从那时起深深埋进了他的心中。

1943 年高中毕业,在征求家人意见之后,郭俊渊进入上海德国医学院。进校的时候,学校全部都是德国老师讲课,所幸郭俊渊在中学就学过德语,读了半年德语班之后,他就正式进入了大学一年级学习。

在郭俊渊大三那年,抗战胜利,上海德国医学院停办,不再接收其他学生,全部学生并入同济医学院,郭俊渊和同学们的学业没有受到什么影响。转眼间,五个学年结束,第六年就要开始实习。那个时候对实习医生要求很高,一个人要管 5~10 张床,负责写病历,做常规检查,每天早上还要去看患者、摸脉搏。不管白天黑夜,患者来了就要负责到底,除了关注病情变化,连大小便检验都要自己去观察,因为在当时没有检验科医生。

那段时间,郭俊渊分别到内科、外科、妇科、儿科实习了两三个月,眼科、耳鼻喉科也分别实习了一个月。实习期间郭俊渊受益匪浅,这一年,也为他成为一名合格医生奠定了坚实的基础。

医疗队磨砺,大爱之心关怀患者

1949 年 6 月,郭俊渊从同济大学医学院毕业,进入中美医院放射科工作,师从荣独山和沈成武。

中华人民共和国成立前后,一场消灭血吸虫病的战斗,在中国南方广大地区打响,作为最早投入这场战斗的同济大学医学院师生为此做出了历史性的贡献。江苏太仓地理位置优越、临近长江口且湖泊星罗棋布,然而这里也是血吸虫病疫区。9 月中旬,驻地许多战士出现了发高烧、风疹块频发和腿肿等症状,引起了部队的重视。当时的中美医院院长林竟成派邵丙扬等专家赴太仓等地驻地普查。确定病因后,上海全市抽调医务人员组成上海血防医疗大队,中美医院的邵丙扬医生被任命为大队长,下设 3 个中队,其中太仓中队由同济大学医学院组成，队里有十几个小组，郭俊渊是第三小组的小组长，小组里还有 11 个医学院各年级的学生，共 13 个人负责一个炮兵营的 300 多个患者。他们主要负责给患者体格检查、摸脾脏、听心率、打针、做治疗，还做一些健康宣教。大家都兢兢业业，郭俊渊这一组负责的患者都得到有效治疗。完成任务后，太仓中队许多人都立功受奖。

1951 年，郭俊渊参加了第二批抗美援朝医疗队，积极参加检查、治疗从前线回来的伤病员，同时还在长春的军医大学进行教学工作，提高医务人员的业务水平。

当时长春放射科设备比较差，也没有专科医生。郭俊渊到长春后，军医大学意识到放射科的重要性，于是从内科、外科和五官科分别抽调一位医生跟郭俊渊学习放射学，这些医生后来都为发展放射学做出了积极贡献。在长春工作的 7 个月，郭俊渊荣获二等功（当时最高奖励）。

举家迁汉，助力放射科交流发展

1954 年，中南同济医学院率先西迁武汉，由于教学力量不够，郭俊渊被派到武汉来承担教学任务。郭俊渊服从组织安排，退掉了上海租住的房子，带着岳母和妻儿义无反顾地举家搬到武汉。

当时，郭俊渊刚刚升任讲师，医院分配的宿舍有两个房间，一个小厨房，还有一间很小的卫生间。但让他感到振奋的是，当时附属同济医院的放射科有四台设备，比在上海时更好，这也为郭俊渊开展科研提供了有利条件。

中华人民共和国成立之初，百废待兴。1955—1966 年，国内形势较好，各项事业发展迅速。在裘法祖带领下，同济医院外科等学科快速发展，为适应学术发展新形势，1963 年郭俊渊教授和龙名扬主任率先在国内放射界成立放射科神经、腹部、胸部和骨骼肌肉影像专业组，加大了影像和临床学科的合作力度，促进了影像和临床学科的共同发展。20 世纪 50 年代，郭俊渊是国内经皮穿刺颈动脉造影技术的发明人之一，在国内较早开展四肢动脉造影和腹主动脉造影,并在《中华放射学杂志》发表论文。

20 世纪 70 年代,郭俊渊学术意识强,对新技术敏感,他主攻腹部放射学,尤其是胃肠道和肝脏影像诊断有一定研究。1963 年,医院即引进了可电影摄影的双向血管造影机,开展介入技术的研究。他和同事们摸索着,从动物实验开始探索,在 1981 年,他前往德国进行校际交流,带回了德文影印版期刊,回国后组建介入放射学组,并率先完成肝癌栓塞治疗,获得湖北省科学技术发明奖。因此,同济医院成为国内最早开展肝癌介入治疗的单位之一。他们改进治疗技术,并举办学习班,努力地将相关新技术新业务向省内外推广,取得了良好效果。

从拿过来,到化为己用。1986 年,在裘法祖的建议下,以郭俊渊为主编的《放射学实践》正式创刊。起初,该杂志主要是翻译德国著名医学影像学杂志——*Roentgenpraxis* 原文,介绍德国最新的医学影像学信息给中国的放射学工作者,是我国改革开放后最早的国际合作译文期刊。自 1996 年开始,《放射学实践》开始刊登国内专家学者的文章,内容涉及医学影像学的方方面面。郭俊渊教授 86 岁高龄时,仍担任荣誉主编,认真审校每一篇文章。他的思想理念一直与国际接轨,学术严谨,遇到不懂的知识点时会向业内权威请教。

历年来,郭俊渊和同事们撰写了数十篇科研论文,总结医疗科研成果,发表于《中华放射学杂志》《中华医学杂志(英文版)》《临床放射学杂志》等刊物上。部分文章发表于国外杂志。1989 年,郭俊渊和同事们获武汉市科学技术进步奖二等奖;1994 年,获湖北省及武汉市科学技术进步奖三等奖。

勤勤恳恳,毕生最大追求为了影像学实践

1990 年,退休的郭俊渊仍坚持工作着,他要求自己尽能力做一些有意义的事情。他带教本科生、研究生,给进修生讲课,为杂志审校稿件,一直没

有脱离医疗、教学工作。他重视放射科人员梯队的建设,多次联系、协助、安排中青年医师去北京、上海等专业医院进修学习,并联系安排去美国、德国进修学习。定期举办 CT、介入等学习班,培养湖北省内外的放射医师。

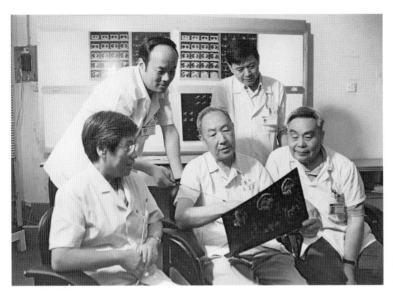

郭俊渊(前排右二)
与同事开展病例讨论

郭俊渊认为,打好 4 年住院医师的基础十分重要,人体不同的系统、不同的影像诊断手段需扎扎实实很好地掌握。基础打牢了,再选择专业进一步提高。现在存在的问题是很多人注重"学历",忽视"学力",没有完成基础培训就去考研了。研究生可以考,这对将来的进一步发展提高有利。但4 年住院医师的培养不能少,不能得了硕士、博士学位就可以当"放射专科医师"并顺利晋升。他认为应该通过一种严格的考试才能取得放射专科医师的资格。

郭俊渊一直认为医疗、教学、科研、人才培养四方面工作都很重要。医疗是基础,人才是关键,要想方设法留住人。作为领导者,要创造条件鼓励科室人员在专业上开拓、发展,达到领先的水平。他提倡建立规范化制度,树立良好的学术氛围。引导放射医师不单纯依据简单的拍片申请单看片子,要多了解病情、病史等,对疑难病患者应面对面了解情况。要多同临床和病理学老师联系。只有这样,才能提高影像诊断水平。

早年他培养的研究生现已在北京、上海、广州、深圳、珠海、昆明等地工作,其中大多现已担任教授、科主任,部分担任院长、副院长。郭俊渊教授2010年获第九届中国介入放射学学术大会颁发的杰出贡献奖;2019年获中华医学会放射学分会终身成就奖。

　　郭俊渊说,不论是一棵树还是一棵草,只有依靠土壤、水、空气和阳光才能生长,这点不能忘记。回想自己过去的岁月,他感叹对得起自己这一生,没有偷懒,尽力了。只为钟爱的影像学实践,勤勤恳恳地工作就是他毕生的追求。

(作者:汪晓　田娟)

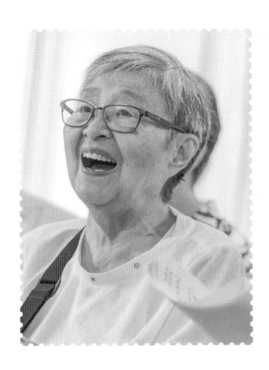

蔡转：
离休 14 年仍
然每周坐诊

蔡转是革命先烈蔡和森之女，退休前是同济医院神经内科教授，一向为人低调。

"转"字寄托着父母心愿

蔡转生于 1928 年 2 月 23 日。"母亲告诉我，我出生的时候革命正处于低潮，取这个名字意在希望革命形势迅速好转。"

蔡和森牺牲后不久，蔡转的母亲也被捕入狱，后经组织营救出狱，随即带着蔡转来到延安。1938 年，刚满 10 岁的她在姑妈蔡畅等人照顾下，经西安、兰州、哈密、迪化（现乌鲁木齐）来到苏联，入住伊万洛沃国际儿童院。在这里，她一住就是 8 年,并于 1946 年进入莫斯科第二医科大学学习,7 年后毕业回国,见到了久别的母亲和失散多年的弟弟。

新中国第一代"白衣使者"

　　1953 年初,蔡转在莫斯科第二医科大学毕业后回国,分配在北京医院神经科工作,并加入中国共产党,成为我们国家第一代"白衣使者"。1956 年,她参加了卫生部和北京医院举办、苏联专家主持的神经病学研究生班,很多国内知名的神经病学界的专家都出自此班。也就是在这个班上,她认识了来自武汉的刘锡民同学,并与之恋爱结婚。1958 年 4 月,组织上为照顾他们的夫妻关系,将蔡转调至同济医院神经科工作。在武汉,蔡转常同爱人刘锡民一起深入基层调查研究和为人民服务。他们在湖北农村发现一种多发病——钩端螺旋体及脑动脉炎。这是一种严重危害人民健康的脑血管病,在当时无论国际国内都没有查出这种疾病的原因,更谈不上行之有效的治疗方法,使许多患者由此丧失工作能力,乃至丧失生命。

　　蔡转取得了医院领导特别是爱人刘锡民的支持,从 1958 年开始对此种病因启动研究。她多次下乡蹲点调查患者情况,临床试验,终于取得了突破性的进展。对该病的病因、治疗及预防等问题,作出了科学回答。1963 年,在广州召开的全国第一次神经精神疾病学会议上,由她宣读了与刘锡民等合写的科研论文,展示了这项成果。

　　以后,蔡转和同事们在原有基础上继续探索、试验,又陆续发表了系列科研论文。至 1979 年,这项科研成果经过国家医学部门的鉴定,荣获卫生部优秀成果奖甲等奖。《健康报》《人民日报》先后刊登了有关这项成果的连续报道。

　　1980 年,蔡转在武汉医学院被评为副教授。1986 年,又被聘任为主任医师,后来还晋升为教授。这时,她虽然已经年近六旬,但还经常率领医疗人员深入鄂西北农村,支援老、少、边、穷地区的医疗事业,得到了广大农民群众的尊重、欢迎。

1988 年，受到德国数个大学、医院的邀请，蔡转和刘锡民一同前往德国讲演神经学。在讲演过程中，刘锡民因肾病突然发作而回国。此后，蔡转既要辛勤地工作，还要照顾爱人，她的敬业精神受到医院领导和职工的赞扬。

离休 14 年仍然每周坐诊

1993 年，蔡转办理离休手续。至离休止，她和刘锡民等写作并发表的神经学课题研究论文有《钩端螺旋体脑动脉炎》《脑动脉炎恢复后遗期的钩端螺旋体血清免疫反应结果分析》《钩端螺旋体脑动脉炎所致"烟雾病"的某些特点》《关于钩端螺旋体脑动脉炎发病机理的初步探讨》《钩端螺旋体发病机理的研究》，这是她从医以来所取得的重要科研成果。

离休 14 年，蔡转仍然每周两次到门诊，两次在老年合唱团担任钢琴伴奏，有时也与国内外医学界朋友进行书信和电话交流。

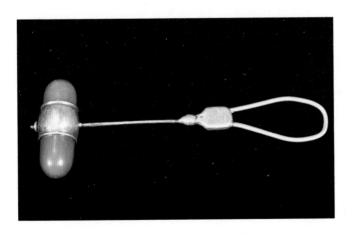

蔡转使用的叩诊器

曾听她的同事和学生说过一件趣事：她看病，往往会不厌其烦地从头问起，所以常常"拖堂"，别人下班了，她还在看。

（作者：田娟）

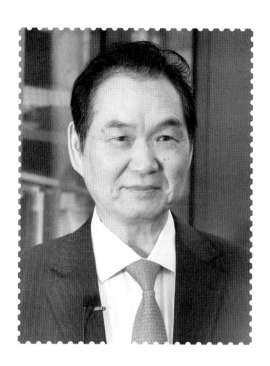

陈孝平：

用脚步走出了
"中国地图"

　　一个简易的背包，几件发白换洗衣服，中国科学院院士、同济医院外科学系主任陈孝平24小时都在待命。20多年了，陈孝平早已习惯了"说走就走的手术"。无论地域多么偏远，无论患者如何贫穷，只要病情需要，他都会毫不犹豫地出发。拯救生命早已成为融入这位医学大家骨髓里的情感。虽然他早已享誉海内，但做一个质朴而纯粹的医者，是他内心最不移的抉择。

他用脚步走出了"中国地图"

　　陈孝平赶到手术室，旋即踱步到阅片机旁，

扭头凑近磁共振片专注地搜寻着,虽然手术方式在脑海里早已反复演练了多次,但上台前一刻,他仍然要再审视一遍有没有遗漏。"患者情况比较复杂,癌肿侵犯到肝脏、胰腺,主动脉旁还有一个鸡蛋大的淋巴转移癌灶,需要小心又小心……"

切开、暴露、分离、止血、结扎……缝合,手术时,陈孝平执着于每一个细节的毫厘不差。"这是人命关天的事,必须一丝不苟。"虽然从事外科临床、教学和研究工作已有 40 余年,完成各种肝胆胰手术 2 万多例,但陈孝平依然小心翼翼。

2021 年 5 月 17 日,陈孝平赴西藏义务普及胰腺癌手术,为林芝市人民医院一位 54 岁患胰腺肿瘤的藏族同胞开展胰十二指肠切除术。这也是除港澳台地区外,他在全国开展"陈氏胰肠吻合"技术演示的最后一个未涉足的省份。自这一技术开展以来,他的专家团队已在国内 22 个省、4 个自治区、4 个直辖市的 100 多家医院推广近 3 000 例,A 级胰瘘发生率仅为 8.8%,B、C 级胰瘘已经基本消失,大大降低了术后并发症,提高了患者安全性。

"我心里有一幅中国地图,我要走遍中国大陆的每个省级行政区,让全国每个地区的这类疾病患者都能通过新技术而获得更好疗效。"陈孝平说。当天,1.1 万多名医生在线观看,这让陈孝平感到,自己离让更多患者受益新技术的目标更近了一步。

"服务临床之需,既是医学的出发点,也是医学的终点。"他常用这句直白的话,概括自己职业的全部意义。

胰腺癌被称为"癌症之王",是一种恶性程度很高,诊断和治疗都很困难的消化道恶性肿瘤,手术是目前唯一可能根治的方法,需进行胰十二指肠切除术,将部分胰腺、胆肠等切除后,再进行胰肠吻合,但这可能出现最凶险的并发症——胰瘘,其总病死率达 20%。

由于胰腺被膜非常薄,哪怕针孔这样的小损伤,都可能发生胰液渗漏。为了解决这一世界性难题,1995 年陈孝平开始了探索。历经 10 年磨砺,

2005 年陈孝平终于创新性地找到"打桩"吻合法,像一根木桩一样把线牢牢固定在胰腺上面,丝毫不用担心胰肠吻合口撕裂、滑脱。

这一世界首创的术式,解决了肝胆胰恶性肿瘤外科手术治疗中的一系列关键问题,因此被命名为"陈氏胰肠吻合"技术。2018 年 4 月,在美国外科协会第 138 届年会上,这一中国人原创手术术式获国际同行赞誉。

在如雷的掌声中,陈孝平心中的希望是,尽快把这项技术推广至世界,解决患者病痛,彰显中国自信。

为患者服务才是医学最本质的使命

从底层的赤脚医生到塔尖上的院士,临床上患者痛楚的眼神牵动着陈孝平的视线,也敦促他一步步向医学巅峰进发。

20 世纪 80 年代,中国人因为营养状况不佳,肝炎、肝硬化发病率居高不下,是世界上的肝病大国。肝脏是人体内最大也是最重要的器官之一,血供丰富、功能复杂,肝脏外科以难度大、危险性高、手术禁区多而著称。选择肝脏外科作为主攻方向,陈孝平决定知难而上。

为了零距离了解患者状况,手术后,陈孝平索性在患者病床旁搭一张床,睡在旁边,随时观察、及时抢救;为了完成动物实验,他忍着难闻恶臭,夜以继日地观测。

在业内,器官移植是外科巅峰,肝移植更似"巅中之尖"。但供体肝源紧张一直是肝移植界困扰的问题。如何实现亲属之间的肝移植,大幅度提升肝脏供给,且确保供受双方身体健康,陈孝平决定"走钢丝"。记不清多少次失败、再战,也记不得多少次被否定、被质疑,陈孝平执着地认为,一定有一个深埋的契合点,能让这个科学设想变成现实。

2008 年,陈孝平主刀,成功实施国内首次亲属间活体肝移植手术。他向世界宣告,患者只需 37% 左右的肝脏就可维持功能,医界为之震惊。

正是因为有着对生命的无限虔诚与热爱,催促着他在肝脏外科领域频频打破禁区。

1982 年,他率先在国内提出:患者如无肝硬化、脂肪肝、活动性肝炎,常温下阻断入肝血流 20~60 分钟是安全的,彻底打破了原来 15~20 分钟"安全时限"的观念,为进一步开展更复杂的肝脏手术提供理论依据;1983 年,他提出巨大肝癌可以切除理论,为 60% 以上的大肝癌患者争取手术治疗机会;1992 年,他首创了"系统的肝段切除术",使每一个肝段均可单独切除,简化了手术步骤,实现"肝癌手术无禁区";1994 年,他在国内率先提出肝外伤非手术治疗的适应证和注意问题,彻底改变了"肝外伤需手术治疗"观念;2002 年,他又在国内外首先提出肝癌联合脾切除的手术治疗方式,挽回大量合并肝硬化等的肝癌患者长期生存机会。

与此同时,"陈氏肝血流阻断法""陈氏肝脏双悬吊技术""陈氏不解剖肝门的入肝血流阻断方法"等三项打着"中国人原创"烙印的手术方式,向世界医学提供中国智慧和中国方案。2014 年 12 月 4 日,全球科技领域顶级权威杂志——《自然》(Nature),介绍了陈孝平在肝胆胰外科领域取得的成就。文章评价道,"陈孝平教授对肝胆胰疾病的治疗做出了'救世'贡献,是国际肝胆胰技术改进和创新的领导者。"

一个个"经典医学论断"被推翻,一项项"空白"被填补,盛赞和掌声不断涌来,但治愈每一位患者仍是陈孝平心底的热望。每一次创新、改进都镌刻着他对疾病、对生命更深层的专注和思考。

腹腔镜手术具有局部创伤小、术后恢复快等优势,为了推广腹腔镜肝切除技术,他数度优化手术方式,最早将微波消融技术应用于腹腔镜肝切除手术,极大地改善了腹腔镜肝切除术中出血的难题;而为了让合并肝硬化、门静脉高压脾功能亢进症的肝癌患者有更舒适的感受,他在国内外首先提出可行肝癌切除联合脾切除手术治疗,使患者术后 5 年无瘤生存率明显提高,肝硬化发展减慢,上消化道大出血发生率降低。

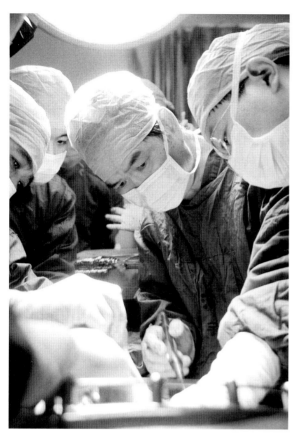

陈孝平（中）在手术中

好医生更需要俯首为民的情怀

"做人要知足，做事要知不足，做学问要不知足。"这是陈孝平的座右铭。

接手一位手术患者，术前、术中、术后，陈孝平一天至少要亲自检查3次。他晚上则常常在办公室写文章到半夜。患者有什么异常，年轻医生随时可以找到他。

"患者不是冰冷的'施术仪器'，知道怎样真正体贴患者，才能算是一个好医生。"陈孝平说。一次，陈孝平查房时，看到一名医生做腹腔穿刺，将患者的衣服大大敞开，当时是冬天，虽然病房有暖气，他还是立即冲过去为患者盖好衣服，只露出操作部位。"诊疗不是单纯的职业理想，更是人性暖流奔腾的方向,这种医患交流远远超过技术的冷漠,医学最懂得艺术化生存。"

肝脏疾病,对很多农村患者往往意味着"一病致贫"。为让更多偏远山区的患者早日摆脱病痛,俯下身子为最基层的患者服务,是这位院士的选择。

在恩施、十堰的大山里,在贵州、青海的高原上,凝结着陈孝平对病患无法割舍的情怀。他带领湖北陈孝平科技发展基金会团队,翻山越岭,免费诊疗,送医送药,为救助贫困患者共计支出 120 万元人民币。

革命老区、贫困地区的义诊培训现场和示范手术台上,洒下了陈孝平对肝脏手术技术推广的无限热情。2018 年,陈孝平倡导成立中国肝胆胰专科联盟,随后几年他带领团队先后在革命老区和贫困地区为 3 700 余位居民进行免费诊治,为近百名患者开展手术。同时,他还为基层医院青年医师每季度举办一次培训班,进行规范性外科技术培训及疑难外科手术技术的交流探讨。

在外科学系的墙壁上,一面面锦旗记录一个个感人故事。他们不少是被陈孝平从死亡边缘拉回的患者。

西藏山南的藏族胰腺肿瘤患者重展笑颜;内蒙古巨大肝癌患者成功手术;为武汉肝移植患者搏回一命……"可不用的药坚决不用,能用国产的坚决不用进口的,能一次手术解决的绝不进行二次手术。"同济医院光谷院区胆胰外科副教授姜立牢记陈孝平的医嘱要求:精打细算,千方百计为患者节省。

至今,陈孝平已经做了两万多例肝脏疑难手术,但依然每天分秒必争,不肯懈怠。因为对他而言,挽救患者的生命就是医生的全部。他的每一项创新、每一成果的越早普及都将为更多肝脏肿瘤患者带来福音。

陈孝平说:"当医生,我每天最多看 20 个患者;如果我培养了 200 个学生,他们都能成为好医生,那每天就有 4 000 个患者受益。当桃李满天下的时候,你会觉得自己是世界上最幸福、最富有的人。"第二届全国高等学校教学名师奖、"宝钢优秀教师"特等奖、国家级教学成果奖二等奖、湖北省教学成果奖一等奖……陈孝平接二连三地与这些教学的最高荣誉"邂逅"。

让医学归于大众。2021年3月30日，陈孝平做客湖北网络广播电视台的"长江云"直播间，参加由湖北省卫生健康委员会、湖北广播电视台联合主办的《健康进万家——"323"攻坚行动》首场科普直播，讲述《保护你的"小心肝"阻断肝癌进化路》。

在"长江云"平台上，网友积极参与互动提问，陈孝平都耐心给予了解答。据统计，近24万网友通过网络平台观看了直播。

早在2020年，陈孝平院士团队成立了全国首个由院士领衔命名建立的健康科普工作室——陈孝平院士健康科普工作室，组建了由167位专家组成的医学科普团队，开展了一系列群众关心关注的健康科普活动，通过线上的科普节目向大众传播权威健康科普知识，积极引导公众建立正确的健康观，倡导健康文明生活方式和防病治病科学理念。四年多来，工作室科普总观看量近3亿人次。

什么样的医生才是一个好医生？陈孝平说，好医生要做到"三不计较"：不计较时间，不计较金钱，不计较一时的得失。不计较时间，就是要把自己全部的时间和精力都用在患者身上。不计较金钱，就是要尽可能用最少的钱为患者治好病。不计较一时得失，就是要把眼光放长远些，不害怕眼前暂时的困难和挫折。

（作者：常宇　蔡敏）

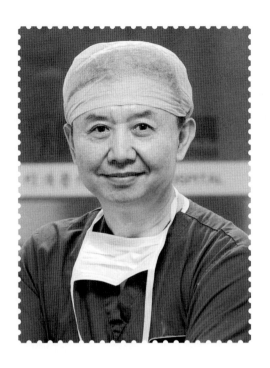

马丁：

为妇科肿瘤防
治贡献中国新
智慧

　　切除、复原、缝合……方寸之间，经过 15 分钟，30 多针的精准穿梭，同济医院妇产科马丁教授为 39 岁罹患宫颈癌，须行宫颈癌根治术切除子宫但要求保留卵巢的患者，守护住了作为女性的身份与尊严。

　　在同济医院妇产科手术室的无影灯下，时间仿佛凝固，空气中也弥漫着紧张和专注的静谧气氛。在这里，聚精会神地操作着腹腔镜，如同织女般用双手细腻地穿针引线的，是中国工程院院士、妇科肿瘤专家、同济医院的马丁教授，这日复一日的工作日常，是他对每一名患者承诺的具象化。

医者匠心，实践力行"生命至上，尊严重塑"

"干得再漂亮点儿！"马丁鼓励着身边的助手。半个小时，患者的子宫被完整切除，盆腔由此变得空虚，生理结构完全改变，马丁便用他那双经历过无数手术、布满厚茧的手，一丝不苟地重建着患者的身体，将盆腔器官和组织复原，将黏膜组织缝合。为了患者术后能有尊严地生活，他必须确保每一个细节都尽可能完美。

"一踏入手术室，就好像踏入了另一个时空，外界的喧嚣都与他无关，手机铃声成了远处的背景音，连餐食也无暇顾及。"熟悉马丁的医生都知道，唯有在他结束一天繁重工作的尾声，在其办公室门外等候，方有机会与他见上一面。

马丁私下最爱"手术匠"的封号。据科室内部统计，马丁曾在最繁忙时一周操刀了二十七台手术。这份对手术的满心热爱和对细节的极致追求，源自他深厚的医学世家背景和早期的工匠经历。

出身于医学世家的马丁，在原同济大学医学院毕业的父亲的熏陶下，自幼就对医学世界充满了好奇与向往。20世纪60、70年代，马丁在书籍与木工之间找到了平衡，那些精细的木雕工作，以及后来汽车修理工作的历练，不仅在其左手虎口留下了刀疤，还赋予了他沉稳与深思的品质，让他深刻领悟到工匠精神的精髓。

高考刚恢复那年，马丁便凭借优异成绩跨入医学院的大门，从一名"手工匠"变身为"手术匠"，怀揣着家族传承与救死扶伤的理想，开启了他持续至今超过40年的医学生涯。

在马丁的字典里，没有"差不多"，只有"全力以赴"。从木匠到汽车修理工，再到如今站在医学巅峰的妇科肿瘤专家，他始终秉持着工匠精神，将每一场手术视为一次创造，每一次科研探索视为对生命的深刻理解和尊重。

"手术成功不能仅仅停留在救命上，更重要的是要让患者有尊严地活着,而这靠的就是外科医生手上的真功夫。"手术为马丁的研究积累了丰富病例,但面对无数脆弱而又坚强的女性患者,马丁深知自己的每一次决定与操作,都承载着这些患者家庭的希望与幸福。担着这样的重托,马丁教授走向那条漫长的临床科研探索之路。

十年磨剑,攻克妇科肿瘤复发历史难题

"术中明明把可疑淋巴组织都清扫干净了,为什么还会复发呢?"从医数十载,这个困惑一直萦绕在马丁心间。

外科手术已经发展 200 余年,手术术式不断改进,但肿瘤转移仍是恶性肿瘤难治性的根本原因,90% 以上的恶性肿瘤患者最终死于复发和转移。

临床的痛点,就是医学攻关的着力点。40 多年的医学实践,早已让马丁将"健康所系、性命相托"的医学誓言融进血脉。身为国家重点基础研究发展计划(973 计划)肿瘤转移项目首席科学家,他告诫自己不能只当"解剖学家",必须找到肿瘤转移机制,进一步阻断肿瘤复发。

在医学探索的历程中,每一次科研的尝试,都是对未知领域的勇敢触碰。从基因序列的微妙变化,到信号传导路径的错综复杂,马丁及其团队犹如夜行者,在黑暗的隧道中追寻那一抹微光,即便前路曲折,屡遭挫败,他们依然勇往直前,矢志不渝。"屡战屡败,屡败屡战",这不仅是他们科研路上的真实写照,更是对医学探索精神的无畏诠释。

2014 年,马丁主导的妇科肿瘤临床研究列入"国家标准",在此基础上,国家妇产疾病临床医学研究中心应运而生。

历经十载春秋的精耕细作,马丁及其研究团队对卵巢癌进行了长期临床基础研究,初步发现了肿瘤原发与转移的机制,锁定癌变细胞的特异靶点,并设计筛选出一种短肽标志物。该标志物犹如精准的"雷达",能敏锐捕捉到体内微小的转移病灶,尤其是对肿瘤转移灶和炎性肿块的鉴别,以及对脑转移灶的显像上,显示出常规 PET/ CT 无法企及的优势。

马丁一遍遍提醒自己,找到微小转移病灶只是成功的一小步,可以改变患者现状才是研究存在的更大意义。于是随着研发的深入,马丁教授及其团队研发出了治疗肿瘤微小转移灶的"宝剑"——腺病毒-胸苷激酶基因(ADV-TK)制剂,目前正稳健迈进Ⅲ期临床。

实验结果表明,药物能有效遏制肿瘤复发转移,明显改善晚期肿瘤患者预后。一位曾面临卵巢癌肝转移绝境的患者,在ADV-TK治疗后,五年时光安然无恙,这无疑是马丁教授及其团队十年磨剑,终得梅花香满枝的最佳注脚。

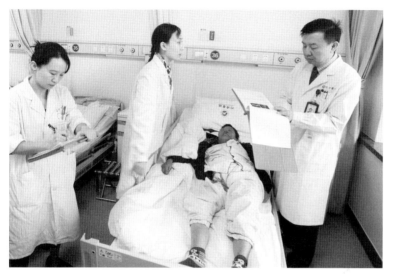

马丁(右一)查房

改写指南,为近千名恶性肿瘤患者保存生育力

从临床到科研,从科研再到临床,马丁孜孜以求、永不言弃。

"医疗不仅是对抗疾病的战役,更是一次次与独特灵魂的相遇,每一位患者,都是一个个饱含情感与生命力的人。"这份深刻的理解,逐渐融入马丁的信仰,塑造着他的思维模式,成为其生活底色,引导其在保护妇科肿瘤患者生育能力的征途上越走越远。

正是如花一般的年纪,祝玲玲(化名)怀孕的喜悦尚未褪去,却被"宫颈鳞状细胞癌 IB2 期"的阴霾笼罩。四处求医问药,得到的答案都是要做子宫全切除手术,这就意味着,她将不得不放弃腹中的胎儿并永远失去做母亲的权利。

面对冰冷的手术刀与母性本能的呼唤,她几近绝望。然而,马丁的到来如同一缕阳光,照亮了玲玲的希望之路。

在马丁的细心询问与倾听之下,玲玲的病情被赋予了全新的解读。马丁一边安慰患者,一边翻阅大量资料,组织手术组讨论患者的病情,制订切实可行的手术方案。

既要考虑为患者救治,还要为患者考虑未来,只要有一线希望就要尽最大努力保子宫保胎儿,为患者保留做母亲的权利。马丁潜心研读,集思广益,提出了一个大胆设想:孕期为患者进行新辅助化疗,适时实行宫颈根治术,保证母婴生命安全,产后再根据严格的病理检查决定是否需要辅助治疗或进一步手术。这样不仅尽最大可能保留患者的子宫、有效保护卵巢内分泌功能,而且能够根治癌症病灶,使患者有效康复。

2008 年 5 月 2 日,手术 7 个月后,祝玲玲诞下了一个健康的孩子。看着洋溢着幸福笑容的一家,马丁心中的巨石终于落地,那是对生命奇迹最真挚的礼赞。

这是一次大胆的创新,也是对现有治疗方案和权威的挑战。据此马丁的课题组提出宫颈癌新型防治策略,通过该治疗方案,无数年轻患者因此受益,既免受不必要的放射损伤,又保留了做母亲的希望。

其实,宫颈癌这类妇科肿瘤国际诊断治疗指南将放疗作为"金标准",不完全适合中国现状和人民的需求。目前,马丁院士团队在国际上率先用单纯化疗代替国际标准的同步放化疗保留宫颈癌患者生育能力,这种"新辅助治疗"改写了传统,获得国内外专家的高度评价,已被收录入美国癌症指南、欧洲妇科肿瘤诊断治疗专家共识和中国妇科恶性肿瘤诊治指南。

追求原创，以中国经验引领妇科肿瘤防治

在妇产疾病研究领域，马丁及其团队洞开许多未知的生命密码，为世界医疗贡献中国方案：成功构建一种基于支持向量机的卵巢癌诊断模型，用于早期肿瘤筛查及预后预测；首创溶瘤腺病毒基因治疗关键技术，有效解决抗肿瘤药物高毒性、无选择性、难以到达肿瘤局部等问题；研发出全球首个基于液相捕获 - 高通量测序技术，提供精准分流策略，减轻公众患癌担忧；开展新辅助化疗联合卡瑞利珠单抗治疗局部晚期宫颈癌单臂Ⅱ期研究，为局部晚期宫颈癌患者提供新的治疗选择……

身为两度荣获国家重点基础研究发展计划（973 计划）首席科学家荣誉的学者，马丁以第一作者或通信作者身份，在《自然遗传学》（*Nature Genetics*）、《自然通讯》（*Nature Communication*）和《临床研究杂志》（*Journal of Clinical Investigation*）为代表的 SCI 收录期刊上发表论文 188 篇，核心期刊（中文 +SCI）一共 770 篇。

研究成果被全球同行广泛引用，摘得了包括何梁何利基金科学与技术进步奖在内的诸多桂冠，以及原国家卫生计生委"生命英雄——科技之星"等荣誉称号。

"最多的病例在哪里，最好的医生就会在哪里。"为医学贡献四十余载春秋的马丁深信，医术的光芒应在最需要之处闪耀，世界医学研究的中心必将转移到中国这片热土。

如今，作为国家妇产疾病临床医学研究中心的领航人，马丁正率领全国妇科医学界同仁，共克妇科肿瘤难关，书写中国乃至全球妇科肿瘤防治的新篇章。

马丁及团队主导制定了中国首个卵巢癌行业标准，并创建了全球首个整合临床资料、生物样本、基因检测、医学影像和随访信息"五位一体"的国家妇科肿瘤科研及疾病管理大数据平台["女娲"（NUWA）平台]，为全国

170家医院卵巢癌单病种质量控制建设提供支持,规范治疗流程,被誉为妇科肿瘤研究的"数字化引擎"。

"女娲"(NUWA)平台探索性地制定出符合中国人群特点以及妇科肿瘤诊疗实践要求的患者维度疾病模型,将海量的临床病历数据进行了结构化,使之符合临床治疗管理以及科研探索的需求。

平台的搭建,促进了数据、信息及科研成果的共享,助力发起大规模、多中心的临床循证评价研究以及真实世界研究,培养带动了全国大批优秀的妇产科领域人才,为中国妇科肿瘤研究插上了数字化与全球化的"翅膀"。

"医学家不能仅仅凭靠热情和激情治病救人,中国医学家一定要坚持独立且深入的思考,去推动世界医学的发展。"马丁带领团队以坚韧不拔之志,奋力在世界医学版图上刻下属于中国的印记,追求原创性贡献,推动全球医学的前沿发展。

（作者：李韵熙）

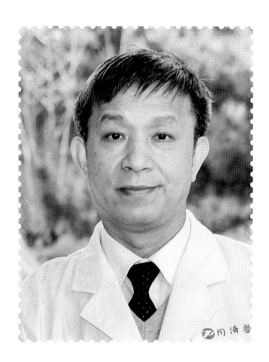

汪道文：
把临床科研书写在祖国大地

他说，要把临床科研书写在祖国大地上。他重视临床与教学、科研相结合，长期从事心血管疾病临床和基础研究，推进循证医学在临床中的应用，建立疾病规范化治疗体系。

他就是同济医院教授、心内科名誉主任、国内心血管疾病临床治疗和基础研究权威专家——汪道文。

共享，创造生命价值

2020年初，新冠疫情暴发，在身处"风暴眼"的武汉，年过六十的汪道文冲锋在抗疫一线。疫情初期，病毒传染率极高，凭着心血管内科医生多年经验,他敏锐地察觉到病毒对心脏攻击的靶点,判断新型冠状病毒的"炎症风暴"导致心脏损伤是导致患者死亡的重要原因,于是他请缨成立"护心队",与援鄂医疗队并肩作战,积极探索多专科临床支持救治危重症患者的救治模式。

事实证明了他的判断。2020年2月27日,医生为患者老程(化名)成功撤除体外膜氧合器(ECMO)时大叫三声"活过来了"和老程泛着泪光的眼神,成为中国成功救治新型冠状病毒感染重症患者的标志瞬间。无数网友留言,"这是2020年最动人的双眼,最动听的声音"。

老程的成功救治并不是巧合。"ECMO不是用来续命的,而是用来救命的。"这个心脏损伤的早期干预理念,是汪道文在暴发性心肌炎患者救治中总结的重要经验。暴发性心肌炎,这个全球公认的心血管疾病中最凶险的病症,多种病毒侵入人体心肌,能引发严重心力衰竭、心源性休克,甚至猝死,且不易察觉。数据显示,暴发性心肌炎的病死率在50%以上。

湖北仙桃19岁女孩金星(化名)突然"感冒",出现腹泻、全身乏力症状。两天后,病情急转直下,高烧、胸闷、气促骤然来袭。仙桃当地医院医生紧急联系汪道文。一番沟通后,汪道文敏锐地判断:"极有可能是心肌炎,马上转院同济,一刻也不要耽误!"到了冠心病监护病房(CCU)后,金星即出现心室颤动、心搏骤停,团队经过160多个小时的坚守和抗争,终于把她抢救了回来。然而,并不是每个患者都是幸运的,很多患者还未等到转院,就已经猝然离去。

那些曾经骤然消逝的生命一直是汪道文心里挥之不去的伤痛,他下定决心要想办法把暴发性心肌炎的高病亡率降下来。汪道文在监护病房一待就是几天,废寝忘食,对正在救治的患者寸步不离,每小时观察记录患者尿量、用药反应、身体数据……他带着团队不断探寻有规律的临床路径。

汪道文总说,要让所有患者的病痛止步于同济医院,让99%以上患者诊断清楚,让疑难复杂和危重患者在同济得到最合适和最好但不是最贵的治疗。这个蛰伏在汪道文骨髓里的因子,爆发出撬动沉疴的力量。经过近十年的理论探索和临床实践,他带领团队人员以科学家的探究精神带着临床问题从基础找答案,大胆提出了"过度免疫激活和炎症风暴效应是导致暴发性心肌炎患者心肌严重受损"的新理论,制订了"以生命支持为依托的综合救治方案",并在北京协和医院、河南省阜外华中心血管病医院等国内大医院心血管内科和重症医学科进行实践,将暴发性心肌炎院内病死率从50%以上降至5%以下。汪道文随后在全国多地举办学习班30多期,会议讲学100余场,最重要的是按照这一方案治疗的临床实践都证明是可重复和有效的。

2021年1月,由汪道文主编的《暴发性心肌炎诊断与治疗》学术专著正式出版,这是国际心血管医学疾病诊断治疗中罕见的"中国指南"。这是一个里程碑式的进步,标志着中国对暴发性心肌炎的发病机制和临床诊疗的研究跨进世界医学的前列,将会帮助临床医生挽救更多濒临死亡的患者。目前他的团队正在准备用英文出版该著作。

创新,破译医学密码

实验仪器、昂贵试剂,包括各种常用的真核细胞表达质粒、多个常用细胞系、菌株、几个抗体、20个加样器和分子生物学实验用的试剂……1998年,41岁的汪道文学成归国,当时他什么行李也没有带,一路紧紧地护着个很大的泡沫箱,夫人则抱着刚刚一岁的孩子,两个人辗转了三个飞机场才回国。而那个他"宝贝"了一路的盒子里装着的都是向朋友们"化缘"得来的干冰和试剂。对此,汪道文说:"鲁迅先生说过,'没有拿来的,人不能自成为新人'。我觉得,没有拿来的,科研也不能自成为新科研。"

当然,他从国外"拿来"的不仅是仪器和试剂,还有先进的技术。正是在"拿来"的技术基础上,他成功应用基因疗法,治愈了18只患高血压的大白鼠,在世界高血压基因治疗领域率先写上了中国人的名字。

比技术更重要的,是汪道文"拿来"了科研的"国际标准"。"国际标准"

说起来简单,可当时还是博士生的林立医生和王红医生整整用了 3 年时间来体味。他们在汪教授的带领下,验证了心血管内皮细胞中一种酶的基因提升原理。

研究的过程总是艰辛的。到位于杨汊湖的宰牛场取回牛的心血管,然后进行分离,光分离就得 3 个多小时。接着取出血管细胞后得培养 3~4 代,才能将基因"种"入。到收获可以用于实验的细胞,需要整整 3 个星期。因为宰牛场卫生条件不佳,有时培养的细胞被细菌污染,只能前功尽弃。

从蛋白质水平验证了结论,还要从 RNA 水平验证;从 RNA 水平验证了,还得从酶的活性水平验证。那时候实验条件极差,仅就这一个课题,他们就做了上百次实验。他们不是没有过疑虑:如果要在国内杂志上发表,自己的工作足够发表十来篇论文。但汪道文是坚定的:"我们不是为了通过鉴定、评职称而搞研究。"

3 年心血,最终凝聚为一篇短短 49 页的论文,并在国外权威学术会议上发表引起广泛注意。汪道文自豪地说:"将来人们很可能以这个理论为基础,制出一种有效对抗高血压、动脉粥样硬化的药物。"

对汪道文来说,所有的研究最初就来自临床,最终也将回到临床。冠心病支架植入后需要双联抗血小板治疗(通常使用阿司匹林 + 氯吡格雷),而西方研究发现一部分人由于基因变异而呈现出对氯吡格雷抵抗,需要改用替格瑞洛。药更"好"了,但相应的治疗费用越来越高,这个研究结果是否适合中国人呢?汪道文心怀疑问,没有盲从,于是基于 5 000 多例、多中心的中国人自己的研究终于证明,与国外的结果千差万别,从而也改变了临床实践。这样的研究还体现在中国人心力衰竭治疗中 β 受体阻滞剂的应用方面。汪道文骨子里是典型的中国知识分子,扎扎实实,勤勤恳恳,他用研究数据,一步步理直气壮地在国际舞台上发出了中国自己的声音。

43 岁的小峰(化名)和 39 岁的小陵(化名)曾发生过多次不明原因的晕厥,汪道文经过诊断得知,二人是舅甥关系,且家族中已有 6 人猝死。他迅速收集了患者整个家族四代 40 多人的信息及样本,通过基因诊断筛查最终找到了 15 人患肥厚型心肌病,并且发现所有患者都携带同一个致病突变。这次检测还对 3 个过于年幼还未发病的小孩做了提前预判,虽然无法逆转结果,但给了医生提前干预的机会。

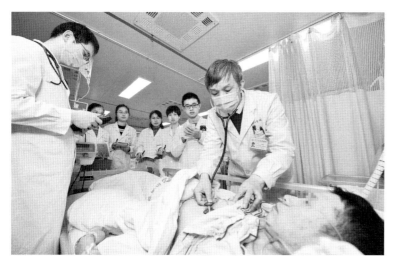

汪道文(二排右一)
查房

　　心肌病和遗传性致死性心律失常已证实和遗传相关,基因检测是发现的重要途径。2020 年,同济医院新发现 3 个心脏性猝死基因,至此,全球发现心脏性猝死三大主因明确致病基因 120 余个。而这个结果,正是在汪道文的带领下,前后 50 多人的团队花了近 20 年的时间收集样本,并经过动物模型、机制研究等一一得到证实。每一个公开发表的基因,都要被他人反复检测证实后才会得到公认。现在,团队还有 20 多个高度疑似猝死基因正在进一步论证和论文撰写中。

　　2020 年 12 月,汪道文团队通过回顾性研究首次发现了胰岛素治疗与 2 型糖尿病新冠肺炎患者的高死亡率密切相关,应谨慎对感染新冠疾病的 2 型糖尿病患者使用胰岛素治疗。这一研究成果发表在国际学术期刊《细胞代谢》(Cell Metabolism)。这一结果被国际上高度重视,入选高被引论文,因为这项成果可大大降低死亡率。

　　面对疾病,要有"死磕"的精神。汪道文说,尽管有的研究分析仍有一定的局限性,但对于临床医生而言还是具有重要的指导意义。只有医者一步步求索、探寻，一次次向"不可能"挑战，才会让更多的人受益。正因如此，汪道文将所有的科研论文写在祖国大地上，不论是临床研究还是基础研究，最后无一例外都落实到病患救治方案的改进和创新上。

如今，同济医院专门为其设立的基因研究中心已走上"快车道"，其基因诊断技术水平居国际前列。他带领的心血管内科，每年成功申请国家级课题 10 项以上。

汪道文始终带领团队践行自己的承诺，在棘手的疑难杂症中坚毅前行，探索新知。他常鼓励年轻医师以"医学科学家"为终生奋斗目标，勇于创新，攻克壁垒，在工作和研究中善于发现问题，解决问题。不能盲目跟从国外，敢于批判和质疑，找到适合中国人的疾病诊治方法，创造适合中国人自己的指南、药物、器械。

责任，散发医者情怀

"我们必须与时间赛跑，更多生命才有希望。"正如汪道文所说，心血管疾病一直都是人类健康的第一顽疾，对冠心病患者而言，黄金抢救时间只有几十分钟。但各级医疗资源的不均，基层百姓缺医少药，也意味着许多高危患者游离在有效救治之外，随时可能有生命危险。设法推动医疗资源的上下对接，开放共享，这是对医疗资源不均的紧急"干预"，也是医者对每一个生命的尊重。

2013 年，在汪道文的建议下，同济医院心内科建立了"胸痛中心"聊天群，短短数年吸纳了 700 名医生加入这个团体，涵盖省内几十个县市的心内科、急诊科，发布信息、转诊患者、远程交流救治方案，与同济零距离。这个群一端连着优质医疗，另一端通达全省的系统，平均每天让 3~5 名患者成功逃离"死亡线"。

"太慢！"汪道文对于这个新组建的团体并不满意。因为心血管病发病急、诊断复杂、危重转诊多，从基层患者发病到转运至同济医院，至少也要

1 个小时。他要求必须将优势医疗资源前移，指导其抢救的全过程。这是一场"生死时速"的较量。

于是，作为这个医联体塔尖的同济医院心内科，有了一项铁律：必须有一位专职医生保持 24 小时在线，全天候、无盲区，所有转诊至此的患者必须接收。他自己更是以身作则，全年除了睡觉的 6 个小时，其他时间均待在病房，没有所谓的休假，被同事亲切地称为"住院三线"。只要是救命群里有消息，不管什么时间，只要在线，他总能神速回复，带头保障聊天群信息沟通的顺畅。

赤脚医生出身的汪道文仍觉得"慢了"，2015 年起，他带领心内科团队，以高血压、暴发性心肌炎等心血管重大疑难危重疾病基础和临床科研为纽带，建立起涵盖湖北及周边 300 家医疗机构的"心血管专科医联体"，这是湖北省第一个针对某类疾病而建起的分级诊疗载体。他带领团队在全国率先通过中国胸痛中心认证，并与 45 家基层医院签订胸痛中心帮扶协议，通过胸痛中心联络群，同济医院做好了最后的"生命安全的保障"。

2019 年 7 月，"首个 5G 医联体网"落地湖北，同济医院心内科通过 5G 技术成功实现医联体内远程协同介入手术。汪道文说，多种技术结合赋能，新的医疗生态系统也让救命群升级了，让医疗服务升级了。同济医生就如同"拐杖"的那第三只脚，直接在临床实践中帮助基层医院医生技能提升；如"定海神针"的作用，给予足够的底气和支持，助力分级诊疗制度，让老百姓得到优质医疗的同时也得到了实惠。这样孜孜努力，传递的是对尊重生命的践诺。

2018 年 3 月，同济医院心血管内科开启高血压防治项目，从社区到农村，将国家基本公共卫生服务项目深入到基层。心内科团队在汪道文的带领下，走遍黄石市 28 个乡村和红安县 19 个乡村，对 6 694 位居民进行血压筛查，并建立了高血压慢性病大数据管理跟踪平台。在大冶、红安等 48 个村试点，对 3 416 名高血压患者实行点对点干预，经过 3 年的跟踪管理，血压控制的达标率由最初的 29.7% 提升至 76.96%；2020 年 9 月 29 日，在硚口区开展了湖北省第一家高血压慢性病综合防控示范区建设试点，目前签约管理的居民已有千余名……

汪道文说："患者将生命交给你，这是莫大的信任。我们要用责任回报这份信任。面对可贵生命，唯有全身心付出，用行动践诺，这是医疗的温度和价值所在。"

（作者：田娟　蔡敏）

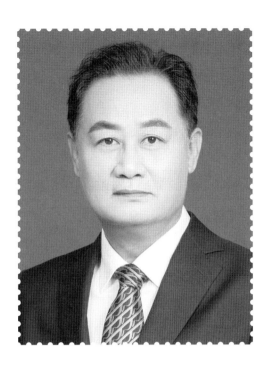

周剑峰：

研制出国人用
得起的 CAR-T

"让中国人不再出国治病。"这是同济医院血液内科主任周剑峰教授毕生的追求。他带领团队，针对复发难治的血液恶性肿瘤，从追赶国际到并肩追梦，成为中国血液病治疗领域里一颗耀眼的明星。他既是血液病临床一线的耕耘者，更是生物医学前沿的追光人。

凭借敏锐的眼光、不懈的探索和坚守，周剑峰带领团队建立和完善了血液系统恶性肿瘤的诊断和分型体系，在 EB 病毒相关淋巴瘤、嵌合抗原受体 T 细胞（CAR-T）治疗等方面取得重大突破。他是中国 CAR-T 治疗领域的领军人，无数濒临绝望无药可治的血液肿瘤患者因他迎来了重生。

制定标准的"救命侠客"

熟悉周剑峰的人,都爱称他为"大侠"。在周围人眼里,周大侠"武功"高强、幽默儒雅、酷爱美食,偶尔流露出些许童真,极富人格魅力。作为国内顶级的血液肿瘤专家之一,面对全国慕名而来病情复杂的血液肿瘤患者,周剑峰总是选择迎难而上,颇有侠客风范。

刚刚参加工作时,他见证了很多血液患者的无助:"当时,不少血液疾病患者在全国各地四处求医,但受医疗条件限制,对不少血液肿瘤的诊断没有好办法,患者花了钱,治疗效果不佳,看着很多家庭因此破碎,这让我心痛不已。"

而那时,国内淋巴瘤专业几乎都在起步阶段,既没有相关的诊疗技术,国外的很多治疗方法国内也无法做到。

2001 年,周剑峰从美国进修归来,被委以同济医院血液内科主任的重任。在与同行的沟通和交流中,他意识到,得尽早建立与国际接轨的检查监测体系,拥有探测血液疾病的"眼睛"。

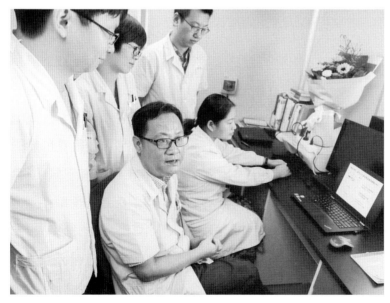

周剑峰教授(右二)
正进行病例讨论

2004 年,周剑峰带领团队稳扎稳打,开始建立血液系统疾病的形态学、免疫学、遗传学、分子生物学相结合(MIMC)的肿瘤整体诊断模式,逐步完善形成了与国际接轨的白血病、淋巴瘤分层诊断等个体化治疗体系,随后开始在全国推广。针对淋巴瘤的患者,他打破传统的"切掉淋巴结后只做病理就足够"的这一"金标准",提出还要再做流式细胞的监测。

周剑峰将淋巴瘤的诊疗挖掘到极致,尤其是对该病种的精确诊断、预后分层,极大地提高了治疗的精确性和疗效。2017 年,流式细胞仪用于淋巴瘤诊治终被写入中国淋巴瘤专家共识。

在临床中周剑峰发现,因 EB 病毒感染引起的血液肿瘤在我国高发,在国外病例较少,且没有成熟的解决方案。但是这种中国人高发的疾病谁来解决? 他迎难而上,通过深入而系统的研究,厘清了疾病的发病规律,成为国内研究噬血细胞综合征和 EB 病毒感染引起的血液肿瘤的权威专家。

"打通抗击肿瘤的'最后一公里',做制定标准的'救命侠客'。"这是"周大侠"行走江湖的语录与坚守。在突破医学极限的过程中,失败、沮丧和风险是难免的,周剑峰也时常被挫折感折磨。然而筋疲力尽的某天,患者的转危为安又仿佛突现的一道曙光。周剑峰常这样形容这种感觉:"我的心,像狂野的鸟儿,在你的眼里找到了蓝天。"

追赶国际,开启 CAR-T 免疫治疗

每次在朋友圈里,看到迪拜白血病女孩麦吉(化名)晒出的旅行照片,周剑峰的心总是暖暖的,他一定会在第一时间为她点赞。

2015 年 12 月,不幸罹患急性淋巴细胞白血病的麦吉在经历多次化疗、骨髓移植复发后,绝望之际通过邮件联络上周剑峰。在同济医院接受 CAR-T 免疫治疗后,女孩被成功治愈。跨越大半个地球,21 岁的麦吉重获新生,引发海内外轰动。这个故事被新华网海外推文报道后,短短数小时

内,收获国内外 12 万网友的点赞、关注。

麦吉是极少数幸运儿之一。绝大多数复发难治血液恶性肿瘤患者在化疗、分子靶向药物治疗失败后,往往因无药可用而离世。2013 年,CAR-T 免疫疗法在美国已用于临床,当时北京、上海等地大的医疗中心也开始了实体肿瘤的治疗试验。

"能出国看病的人总是少数。尽快实施能解决问题的医疗新技术是我们应有的责任。"周剑峰嗅到了 CAR-T 的价值。他深知,虽不能取代现有成熟的治疗模式,但对于复发难治、现有技术山穷水尽的患者,CAR-T 很可能是绝处逢生的一株救命草。

CAR-T 治疗的整体制备需要和生物技术公司、药企合作。从 CAR-T 科研,到整体设计如何改良、对制备环节提出建议,质量把控,周剑峰几乎参与了全程。

他马不停蹄地联络起武汉科技大学生物医学研究院,加快了研究应用。此后,每周一次雷打不动地与生物医学科学家、实验研究员、临床医生做 CAR-T 病例沟通:讨论入组患者病情进展,对即将入组的患者进行 CAR-T 治疗病情分析、危险评估……第一时间反馈、改进、运用。

经过半年的努力,2015 年底,周剑峰团队成功实施了华中地区首例采用 CAR-T 疗法治疗复发的急性淋巴细胞白血病。不到 2 年,他又将 CAR-T 疗法成功运用于复发难治的淋巴瘤、多发性骨髓瘤。来自美国、瑞士、澳大利亚、东南亚等十多个国家和地区的患者纷纷慕名而来。

"再忙再累,当看到一个曾经绝望的患者,经全力救治重新回到生活中时,你会觉得所有的努力都是值得的。对一名医生来说,我觉得这是最感人的时刻。"周剑峰常告诉身边人。正是这份感动,激励着他自己和团队,不断地去治愈,去攀登医学的高峰。

"眼睁睁地看着患者离去是非常难受的。技术晚一天实现,就会有无数患者失去生存的机会。"他就是这样一个骨子里自带纯良,处处为患者着想的好医生。

让中国人不再出国治病

2016 年，周剑峰在全球首创 CAR-T "鸡尾酒" 疗法，首次证实联合靶向是克服免疫治疗后靶点逃逸阴性复发的有效方式，获评 "中国 2020 年度重要医学进展"。

2017 年 9 月，两位从美国 M.D. 安德森癌症中心慕名转诊过来的淋巴瘤和白血病患者在同济医院重获新生。同年 11 月，经印度同行推荐，一个饱受白血病折磨十年之久，移植以后复发的印度小女孩和她的家人抵达武汉，在同济开始了新生之路。

当无数患者向周剑峰表达感谢时，他永远是低调的一句话："不要感谢我，感谢医学进步。"

随着临床病例的不断积累，2019 年，周剑峰又在全球首创了双靶点联用、采用 CD19 和 CD22 两种 CAR-T 细胞序贯回输的方法，用于复发难治 B 细胞血液肿瘤患者的治疗。CAR-T 免疫疗法创始人之一、美国科学院院士卡尔教授飞抵同济医院，与周剑峰团队联合查房，点赞同济医院这项新的疗法。

多发性骨髓瘤是常见的血液恶性肿瘤，发病率占血液恶性肿瘤的 10%，很多患者反复复发陷入无药可治的绝望。

2021 年 5 月，国际顶级血液类期刊《血液》(*Blood*) 刊出一项来自同济医院周剑峰团队的重磅科研成果：使用 CAR-T 疗法治疗复发、难治性多发性骨髓瘤，可达 100% 的有效控制！这意味着，新型国产 CAR-T 治疗攻克下了血液肿瘤领域的这一难题。一位来自河北，身患多发性骨髓瘤的患者在经历了骨髓移植、化疗、放疗失败后，慕名赶到同济，最终成功治愈。

2021 年 6 月，从美国引进的 CAR-T 产品在中国上市。同年 9 月，周剑峰团队迅速将其引入临床，成功使一位伴有 *TP53* 突变的难治性淋巴瘤患者得到缓解，这是中南地区首例。

2021 年 9 月 3 日,由中国自主研发的 CAR-T 产品悄然面市,中国肿瘤患者迎来了价格更为实惠的细胞疗法。周剑峰团队又完成了全国首例国产 CAR-T 肿瘤治疗,一位 31 岁复发难治的弥漫大 B 细胞淋巴瘤的患者迎来了重生。

2021 年 12 月,周剑峰团队又传来了喜讯。由他们全球新创的自体造血干细胞移植联合 CAR-T 免疫治疗成功用于临床,一位患有弥漫大 B 细胞淋巴瘤并累及大脑等多部位的患者顺利康复。这项新疗法将有助于累及中枢、睾丸、乳腺、子宫、卵巢等特殊器官或部位的淋巴瘤患者获得更多生存机会。中国抗白血病联盟主席、哈尔滨血液病肿瘤研究所所长马军评价:"他把中国 CAR-T 治疗提升到了国际高度。"

研制出中国人真正用得起的 CAR-T

在同济医院血液内科病房,周剑峰总是匆忙而淡定地穿梭着,和主治医生讨论病情、查房,偶尔遇到拿着大小诊断单从门诊追过来的患者,他也会停下脚步耐心倾听、解答。

患者家属艾女士回忆:"我妈妈带着大包小包,第一次慕名远道找周教授看病时,从住院部到门诊的路上,周教授主动帮我妈妈拿行李。随行的医生看到了,也赶忙帮我妈妈拿东西。周教授对我妈妈说:'老人家,你很坚强,不要怕,到了我这里,我一定把你治好!'从那一刻起,我们就知道,周教授是人间的'救命侠',是这个世界的光。"

"他专业、勤奋到拼命,是难得的一位临床与科研并重的创新型专家,对工作认真细致,对患者亲力亲为。"与他相识 20 多年的国内著名血液肿瘤专家、中国医学科学院血液学研究所邱录贵教授说。

2022 年年初,周剑峰团队"应用全人源抗 BCMA CAR 治疗复发 / 难治多发性骨髓瘤的系列研究"获"2021 年度中国血液学十大研究进展"殊荣。该系列研究受邀在全球顶级的美国血液学会年会上汇报引发关注。数据显示，这项新的 CAR-T 药品在人体内具有优异的安全性和有效性，并拥有长效持久的体内存续时间，有望成为复发难治性多发性骨髓瘤患者的突破性治疗手段。

"一旦获批入市，这款药物将弥补我国自主研发的 CAR-T 治疗多发性骨髓瘤药物的市场空缺，成为我国最接近世界先进水平的医学成果之一，造福更多患者。" 周剑峰看好这项研究的前景。

目前，商业 CAR-T 治疗费用高昂，让很多患者望而却步，但是周剑峰相信："随着科学的发展，CAR-T 治疗价格也会越来越低，希望可以研制出让中国人真正用得起的 CAR-T。"

（作者：李韵熙）